Mantak Chia

AUTOMASSAGEM CHI

Método Taoísta de Rejuvenescimento

Tradução
EDUARDO PEREIRA E FERREIRA

EDITORA CULTRIX
São Paulo

Título do original:
Chi Self-Massage

Publicado originalmente por Healing Tao Books.

O primeiro número à esquerda indica a edição, ou reedição, desta obra. A primeira dezena à direita indica o ano em que esta edição, ou reedição, foi publicada.

Edição	Ano
2-3-4-5-6-7-8-9-10-11-12-13	01-02-03-04-05-06-07-08

Direitos de tradução para a língua portuguesa
adquiridos com exclusividade pela
EDITORA PENSAMENTO-CULTRIX LTDA.
Rua Dr. Mário Vicente, 368 – 04270-000 – São Paulo, SP
Fone: 272-1399 – Fax: 272-4770
E-mail: pensamento@cultrix.com.br
http://www.pensamento-cultrix.com.br
que se reserva a propriedade literária desta tradução.

Impresso em nossas oficinas gráficas.

Sumário

Agradecimentos

Agradeço em primeiro lugar aos mestres taoístas que tiveram a bondade de partilhar seu conhecimento comigo, sem jamais imaginar que ele acabaria sendo transmitido aos ocidentais. Sou especialmente grato a Dena Saxer, que percebeu a necessidade da publicação deste livro e que, além de todo o incentivo que me deu, ainda trabalhou arduamente no manuscrito inicial.

Agradeço aos muitos colaboradores que foram essenciais à forma final do livro: a Dena Saxer, por ter escrito parte deste livro, especialmente as instruções básicas passo a passo, e pela escolha do título; ao artista Juan Li, por ter passado muitas horas desenhando e fazendo ilustrações das funções internas do corpo; a Gunther Weil, a Rylin Malone e a muitos dos meus alunos, pelos comentários que fizeram; a Jo Ann Cutreria, nossa secretária, por ter feito tantos contatos e trabalhado incansavelmente; a Daniel Bobek, pelas longas horas no computador; a John-Robert Zielinski, pela ajuda com o novo sistema de computador e por ter reorganizado os arquivos e programas para acelerar o novo processo; a Adam Sacks, nosso consultor de informática, que contribuiu para a solução dos problemas computacionais que surgiram nos estágios finais da produção; a Helen Stites, pelo trabalho de passagem do texto ao novo computador, revisão e cópia das provas; a Valeria Meszaros, pelo trabalho de revisão e organização do texto em forma de livro no computador, além da leitura das provas e da especificação da composição; e a Cathy Umphress, pela diagramação e *paste-ups*. Agradecimentos especiais a Michael Winn, pela organização geral do texto; a David Miller, pela diagramação e supervisão da produção; e a Felix Morrow, pelo valioso conselho de produzir o livro e pela ajuda neste trabalho. Ele aceitou o cargo de editor dos livros do Healing Tao.

Sem minha mulher, Maneewan, e meu filho, Max, o livro teria sido acadêmico — pelas suas dádivas, minha gratidão e meu amor.

Advertência

Este livro não dá diagnósticos nem sugestões de medicação. Proporciona, sim, um meio de aumentar a energia e a saúde, para que você possa superar os desequilíbrios do seu organismo. Caso esteja doente, é recomendável consultar um médico.

Sobre o Mestre Mantak Chia

O mestre Mantak Chia é o criador do sistema conhecido como Tao da Cura (The Healing Tao), e é fundador e diretor do Healing Tao Center, em Nova York. Desde criança ele estuda o modo de vida taoísta, além de outras disciplinas. O resultado do pleno conhecimento do taoísmo adquirido pelo mestre Chia, intensificado pelo domínio de vários outros sistemas, foi o desenvolvimento do sistema do Tao da Cura, hoje ensinado em muitas cidades dos Estados Unidos, Canadá e Europa.

O mestre Chia nasceu na Tailândia em 1944, e aos seis anos de idade aprendeu com os monges budistas a "sentar-se e tranqüilizar a mente" (ou seja, meditar). Ainda no primário, aprendeu o boxe tailandês tradicional e depois estudou tai chi chuan com o mestre Lu, que logo ensinou-lhe aikidô, yoga e mais tai chi.

Posteriormente, quando estudava em Hong Kong e se sobressaía no atletismo, um colega mais velho, Chen Sue-Sue, apresentou-o ao seu primeiro professor de esoterismo, o mestre Yi Eng. Foi aí que começaram seus estudos sobre o modo de vida taoísta. Ele aprendeu a irradiar força vital pelas mãos, a fazer circular a energia através da Órbita Microcósmica e a abrir os Seis Canais Especiais, além das técnicas de Fusão dos Cinco Elementos, Iluminação de Kan e Li, Vedação dos Cinco Órgãos Sensoriais, Congresso do Céu e da Terra e Reunião do Homem com o Céu.

Aos 20 e poucos anos, o mestre Chia foi estudar em Cingapura com o mestre Meugi, que lhe ensinou Kundalini yoga e Palma de Buda; em pouco tempo ele era capaz de eliminar bloqueios no fluxo de energia vital do próprio corpo e dos pacientes do seu mestre.

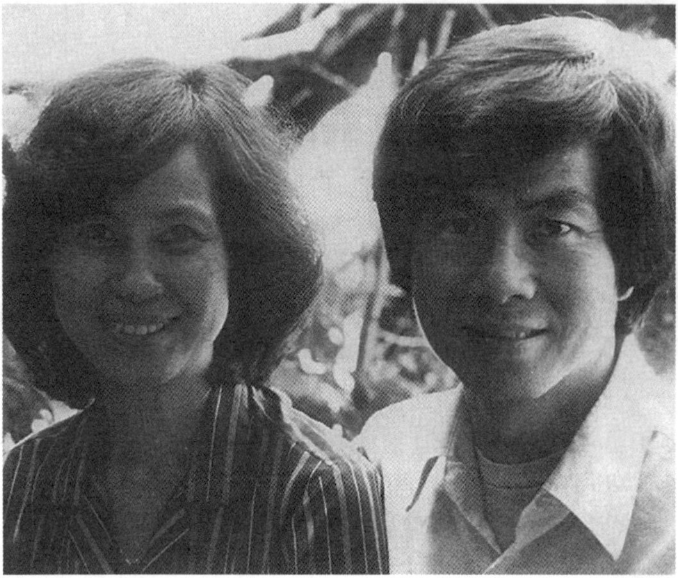

Mantak e Maneewan Chia

Já perto dos 30 anos, estudou com o mestre Pan Yu, cujo sistema combinava ensinamentos taoístas, budistas e zen-budistas, e com o mestre Cheng Yao-Lun, cujo sistema combinava boxe tailandês e kung fu. Com o mestre Pan Yu, adquiriu conhecimentos sobre a troca de energia Yin e Yang entre homens e mulheres, e também sobre o "corpo de aço", técnica que evita a degeneração do organismo. O mestre Cheng Yao-Lun ensinou-lhe o secreto Método Shao-Lin de

Poder Oculto, e o ainda mais secreto método da Camisa de Ferro denominado Purificação da Medula e Renovação dos Tendões.

Em seguida, para compreender melhor os mecanismos que estão por trás da energia de cura, o mestre Chia estudou medicina e anatomia ocidental durante dois anos. Enquanto fazia seus estudos, administrou a empresa Gestetner, fabricante de equipamentos de escritório, e familiarizou-se com a impressão em *offset* e com máquinas copiadoras.

Usando como base seu conhecimento do sistema integral do taoísmo, e combinando o que ele aprendeu nos seus outros estudos, o mestre Chia desenvolveu o sistema do Tao da Cura e passou a ensiná-lo, treinando depois professores para auxiliá-lo; mais tarde, fundou o Natural Healing Center, na Tailândia. Cinco anos depois decidiu mudar-se para Nova York para difundir seu sistema no Ocidente, e em 1979 abriu nessa cidade o Healing Tao Center. Desde então, fundaram-se centros em muitas outras cidades, como Boston, Filadélfia, Denver, Seattle, San Francisco, Los Angeles, San Diego, Tucson, Toronto, Londres e Bonn, entre outras.

O mestre Chia leva uma vida tranqüila com a esposa Maneewan, que ensina Nutrição Taoísta dos Cinco Elementos no centro de Nova York, e o seu filho pequeno. É um homem amável, amigável e prestativo, que se considera antes de tudo um professor. Usa um editor de textos para escrever os seus livros e sente-se tão à vontade com a mais recente tecnologia da informática quanto com as filosofias esotéricas.

Ele já escreveu três livros pelo Healing Tao: *Awaken Healing Energy Through the Tao**, em 1983; *Taoist Secrets of Love: Cultivating Male Sexual Energy*, em 1984; e *Taoist Ways to Transform Stress into Vitality***. Esta é a sua quarta obra.

**A Energia Curativa Através do Tao*, publicado pela Editora Pensamento, São Paulo, 1987.

***Métodos Taoístas para Transformar Stress em Vitalidade*, publicado pela Editora Cultrix, São Paulo, 1999.

Nota do Autor

Nas últimas páginas deste livro o leitor encontrará descrições dos cursos e oficinas oferecidos pelos nossos Healing Tao Centers. Esse material é também na prática uma descrição abrangente de todo o sistema taoísta. Reunidos, todos os meus livros pretendem compor um conjunto dessa visão de mundo taoísta. Cada um deles é, assim, a exposição de uma parte importante do sistema. Cada qual apresenta um método de cura e de enriquecimento pessoal que pode ser estudado e praticado independentemente, se o leitor assim preferir. Com certeza, cada um deles é completo em si mesmo, mas na escola taoísta cada método abrange os outros, e é praticado com máxima eficácia em conjunto com os outros. Assim, a base de todos eles — a prática da meditação da Órbita Microcósmica, que é a maneira de fazer circular o Chi por todo o organismo — está inserida em todas as outras práticas. O meu livro que trata especificamente da Órbita Microcósmica é *Awaken Healing Energy*.

Duas práticas conseqüentes são a meditação do Sorriso Interior e os Seis Sons de Cura. Essas são também constantemente enfatizadas. Estão expostas no meu livro *Métodos Taoístas para Transformar Stress em Vitalidade*. A presente obra dá seqüência a tudo o que o precedeu, mas você pode começar por este livro e aprender com ele a ampla gama de técnicas de automassagem Chi. Creio sinceramente que, se você começar a praticar esse sistema de Rejuvenescimento Taoísta, ele lhe infundirá o desejo de dominar também as outras técnicas que citei. Você então estará em condições de se beneficiar plenamente do meu livro *Taoist Secrets of Love: Cultivating Male Sexual Energy*. São esses os livros que publiquei até hoje. Quanto aos outros que estão por vir, peço que consulte a descrição dos cursos e oficinas.

— Mantak Chia

1

Benefícios e Teoria

Dos tempos antigos até hoje, os mestres taoístas sempre revelaram feições notavelmente jovens, vivendo como se tivessem pelo menos vinte anos a menos. Uma das fontes da sua vitalidade é a prática da Automassagem Taoísta de Rejuvenescimento: o uso da energia pessoal interior, ou Chi, para fortalecer e rejuvenescer os órgãos internos. Essas técnicas têm cerca de cinco mil anos, e até recentemente eram segredos cuidadosamente guardados, passados do mestre a um pequeno grupo de alunos. Mesmo assim, cada mestre conhecia somente parte do método. Com base nos meus estudos de vários mestres taoístas diferentes, juntei as peças para montar um método integral, organizando o material numa seqüência lógica. Praticando essa seqüência durante cinco a dez minutos por dia, você pode melhorar muitas coisas, entre elas a aparência da pele, a visão, a audição, as narinas, a gengiva, os dentes, a língua e a resistência geral do organismo.

I. Sentidos Aguçados Podem Ajudar a Controlar as Emoções Negativas

A Automassagem de Rejuvenescimento elimina bloqueios nos meridianos, ou canais energéticos, dos vários sentidos e dos órgãos vitais. Isso se faz pelo singular método taoísta de conduzir energia, ou Chi, dos órgãos sexuais e do ânus até o rosto, as mãos e os sentidos, e depois diretamente a regiões específicas. Os sentidos estão ligados aos órgãos, e crê-se que estes armazenam e geram emoções positivas e negativas. Aguçando os sentidos, ajudamos a controlar as emoções negativas. Os sentidos são os primeiros a receber as influências do mundo exterior, como a tensão, a raiva e o medo; por sua vez, essas influências externas negativas afetam os órgãos e o sistema nervoso. Sentidos aguçados ajudam a evitar uma sobrecarga de influências externas que podem nos afetar negativamente.

II. Órgãos Sadios Podem Ajudar a Modificar Características Emocionais e Pessoais

Nos meus dez anos de ensino desse método simples de automassagem, vi pessoas usarem-na para melhorar a vida em seus aspectos emocional, pessoal e social. Um dos meus alunos sentia fortes medos que facilmente provocavam raiva. Isso resultava em instabilidade emocional, irritabilidade e dor no estômago. Sentindo tudo isso, a pessoa dificilmente será sociável, amistosa ou acessível. Depois de algumas semanas de prática do Sorriso Interior, do Som do Fígado e da massagem do fígado e do estômago, a disposição dele já havia melhorado e a instabilidade emocional diminuído, ficando assim mais cordial. Diz ele que desde que começou a estudar comigo, o maior benefício foi a melhora na sua vida familiar, especialmente no relacionamento com os filhos. Hoje ele já não precisa usar o álcool de que dependia para mitigar a dor e esquecer a tensão que antes o atormentava. Seu patrão e os colegas de trabalho também notaram a mudança, e ele tem encaminhado outros amigos para estudar o método.

Tenho uma secretária que certa vez pagou para que uma das suas colegas de trabalho estudasse conosco, pois queria que ela encontrasse uma maneira melhor de lidar com o *stress* no trabalho. Disse-me ela que foi o melhor investimento que já fez na vida, pois não teve mais de suportar a instabilidade emocional da colega enquanto trabalhavam juntas.

2

O Ânus Está Ligado à Energia dos Órgãos

No Rejuvenescimento Taoísta, o fluxo do Chi é muito importante. Se você não faz circular o Chi na região massageada, então a técnica não passa de uma massagem comum. O Sorriso Interior e a Meditação da Órbita Microcósmica também são muito importantes. São as melhores maneiras de aumentar a energia vital nos sentidos e órgãos.

I. O Poder do Períneo

A região do períneo (Hin-yin) inclui o ânus e os órgãos sexuais. A região do ânus é dividida em várias seções intimamente ligadas ao Chi dos órgãos correspondentes. O termo chinês Hin-yin (períneo) significa o ponto de acúmulo de toda a energia Yin, ou o ponto inferior de acúmulo energético do abdômen. É também conhecido como porta da morte e da vida. Esse ponto fica entre as duas portas principais. Uma delas denominamos porta frontal (o órgão sexual), que é a grande abertura da energia vital. Por aqui pode vazar facilmente a energia vital, prejudicando a função do órgão. A segunda porta, ou porta traseira, é o ânus. Se não estiver vedada ou fechada hermeticamente, essa porta também pode facilmente se transformar num canal de saída da energia vital. Nos métodos taoístas, especialmente os Segredos Taoístas do Amor, do Amor Terapêutico e da Camisa de Ferro, a capacidade perineal de comprimir-se, fechar e sugar a energia vital de volta à coluna é uma prática importante. Senão a nossa força vital ou energia sexual pode se tornar um "rio sem volta"; flui para fora e não é reciclada.

II. A Região do Ânus É Dividida em Cinco Partes

O ânus se divide em cinco regiões: (A) mediana, (B) frontal, (C) traseira, (D) esquerda e (E) direita (Ilustração 2-1).

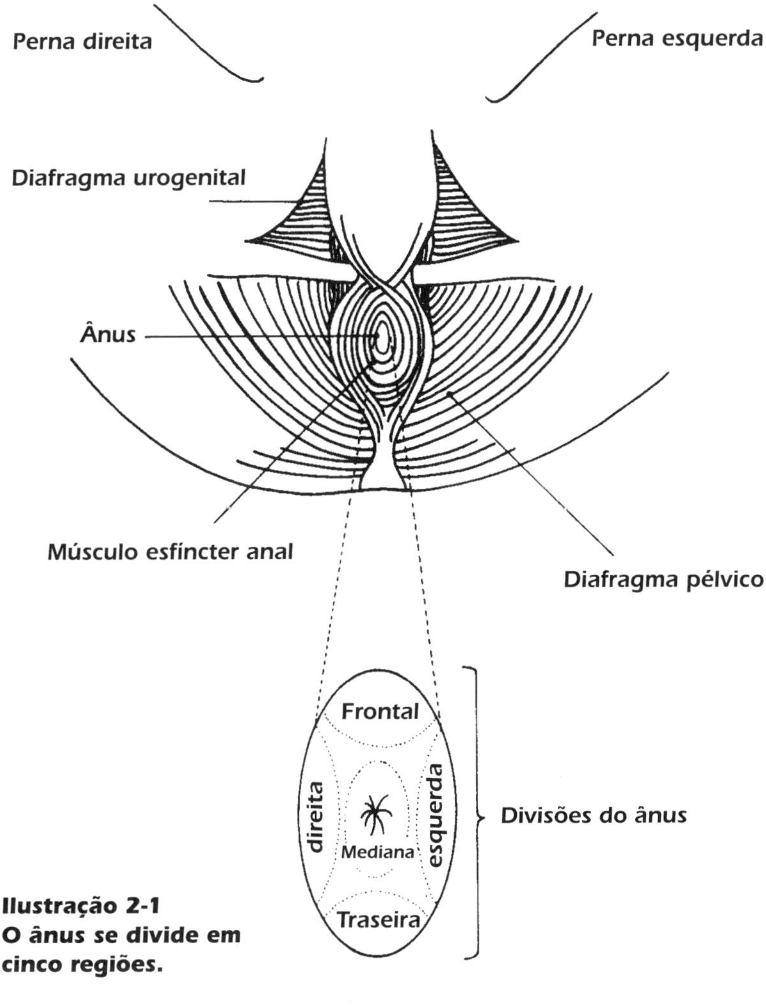

Ilustração 2-1
O ânus se divide em cinco regiões.

A. A parte mediana

A parte mediana do Chi anal está ligada aos seguintes órgãos: vagina-útero, veias aorta e cava, estômago, coração, glândulas tireóide e paratireóides, glândula pituitária, glândula pineal e topo da cabeça (Ilustrações 2-2 e 2-3).

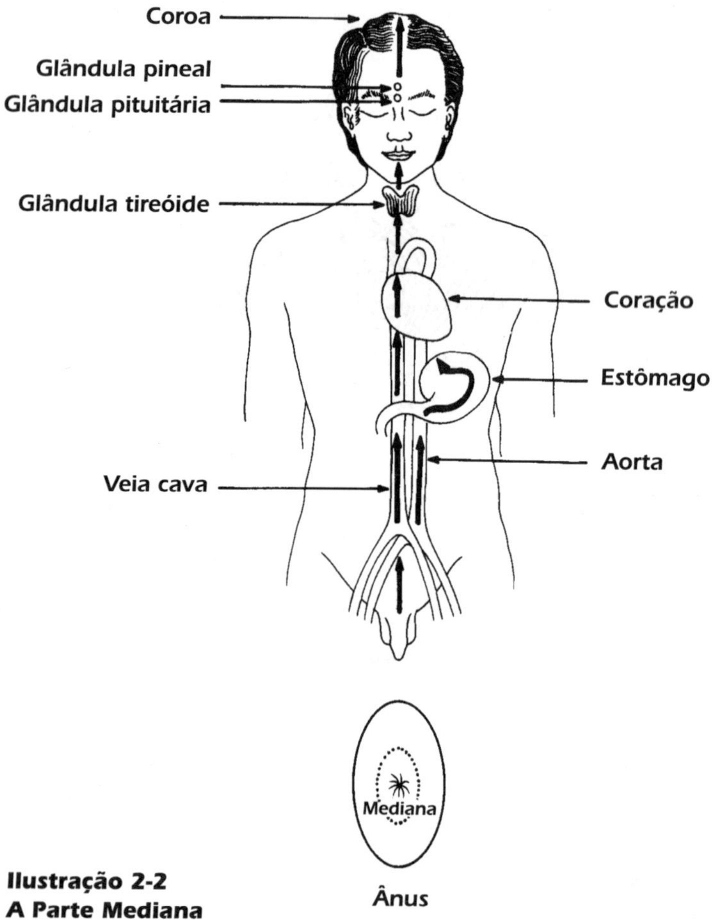

Ilustração 2-2
A Parte Mediana

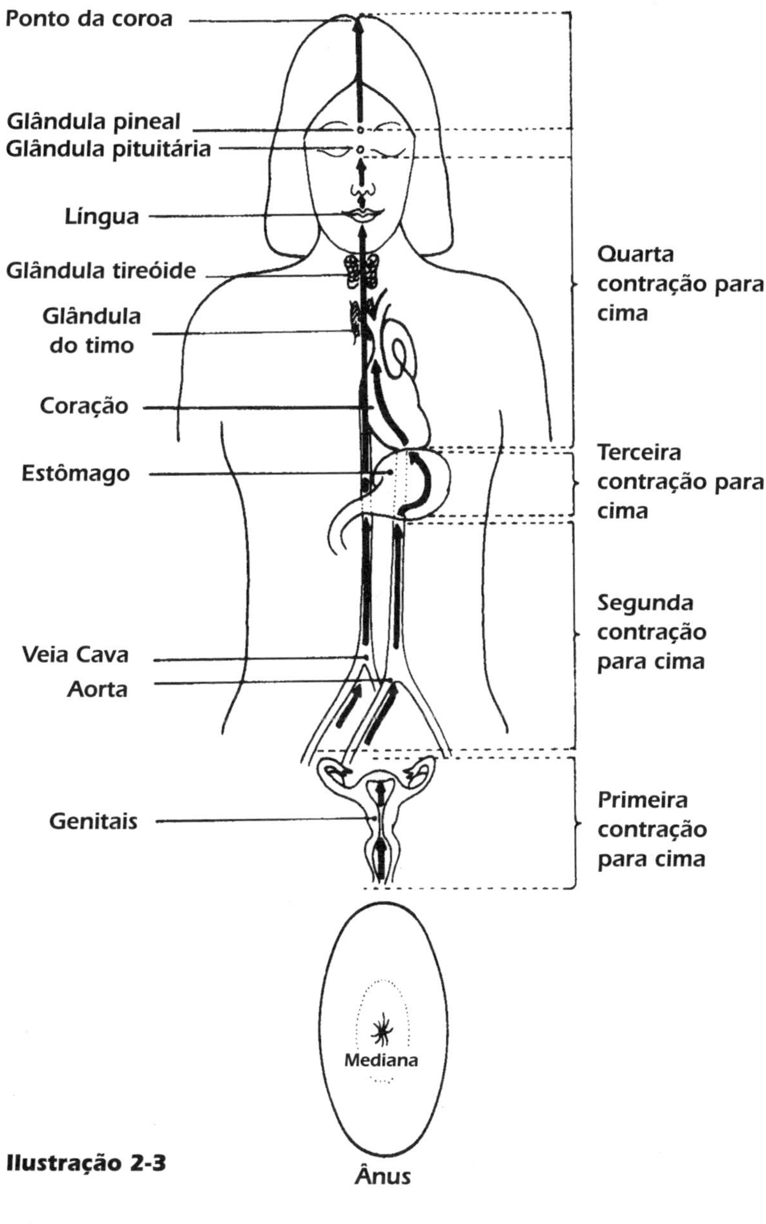

Ilustração 2-3

B. A parte frontal

A parte frontal do Chi anal está ligada aos seguintes órgãos: próstata, bexiga, intestino delgado, estômago, glândula do timo e região frontal do cérebro (Ilustração 2-4).

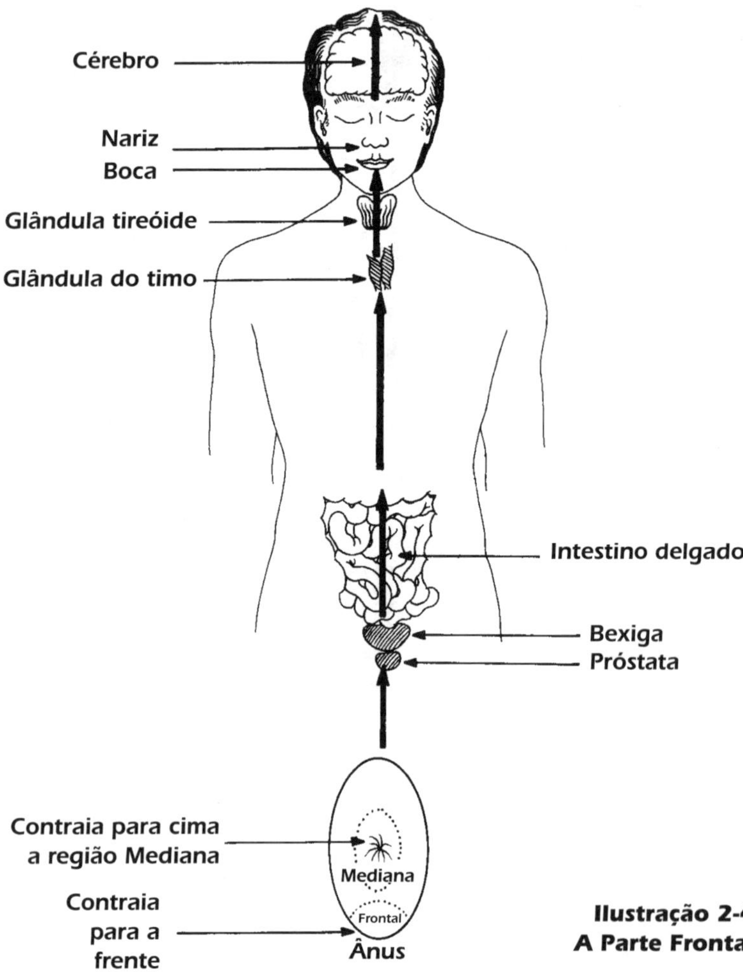

Ilustração 2-4
A Parte Frontal

Ilustração 2-5
A Parte Traseira

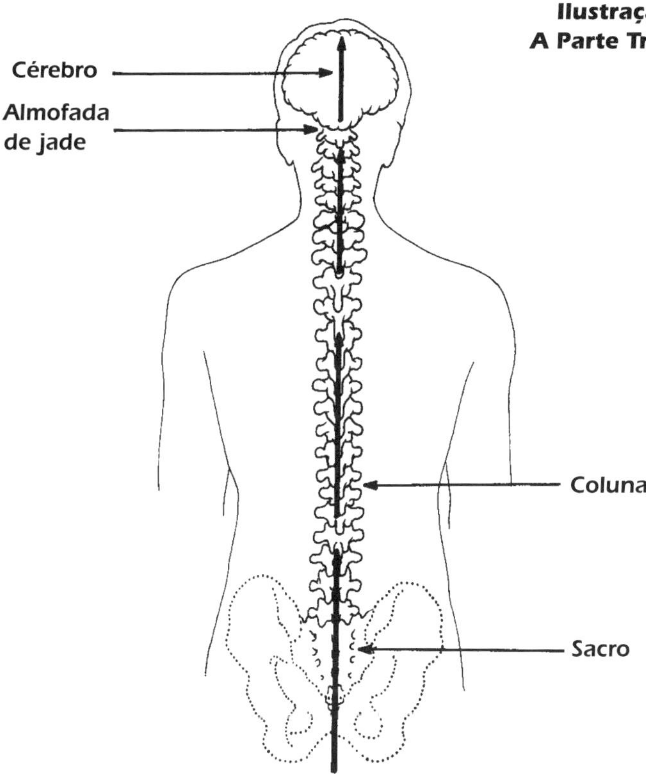

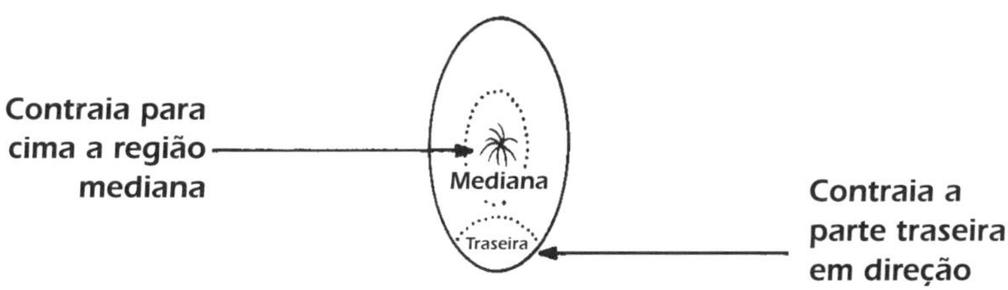

C. A parte traseira

A parte traseira do Chi anal está ligada às energias dos seguintes órgãos: sacro, vértebras da região lombar, doze vértebras torácicas, sete vértebras cervicais e cerebelo (Ilustração 2-5).

D. A parte esquerda

A parte esquerda do Chi anal está ligada às energias dos seguintes órgãos: ovário esquerdo, intestino grosso, rim esquerdo, glândula supra-renal, baço, pulmão esquerdo e hemisfério esquerdo do cérebro (Ilustrações 2-6 e 2-7).

Ilustração 2-6
A Parte Esquerda no Homem

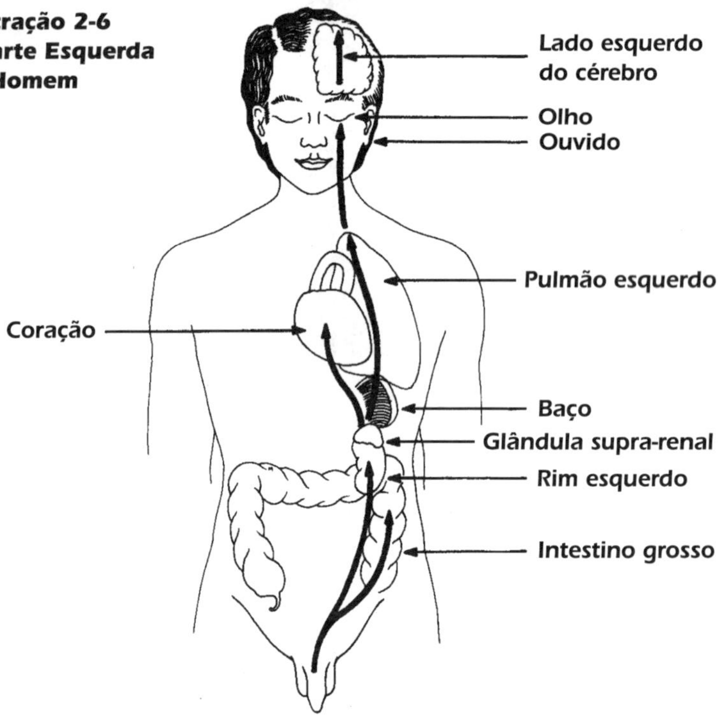

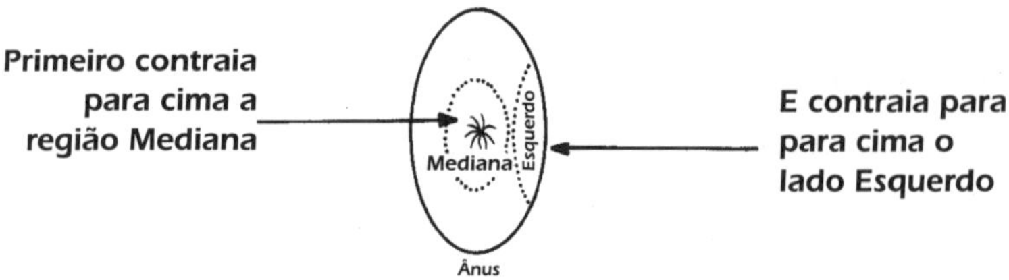

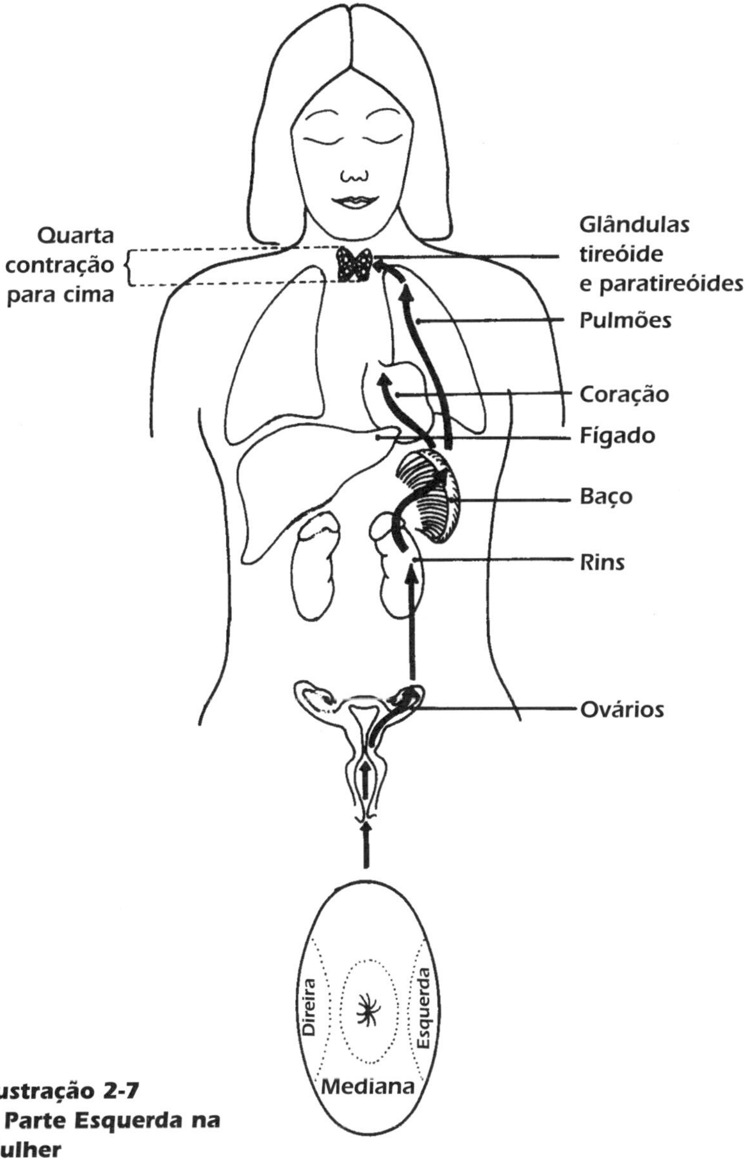

Ilustração 2-7
A Parte Esquerda na Mulher

E. A parte direita

A parte direita do Chi anal está ligada às energias dos seguintes órgãos: ovário direito, intestino grosso, rim direito, glândula supra-renal, fígado, vesícula biliar, pulmão direito e hemisfério direito do cérebro (Ilustração 2-8).

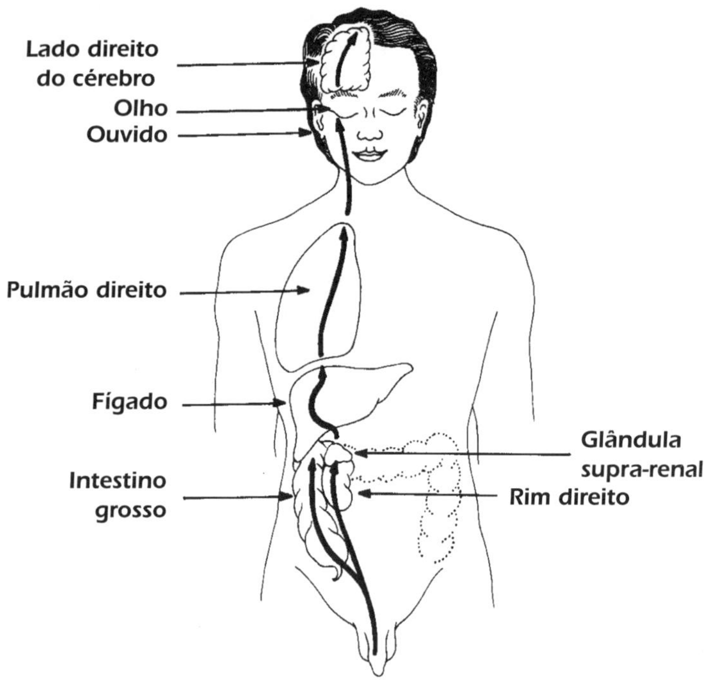

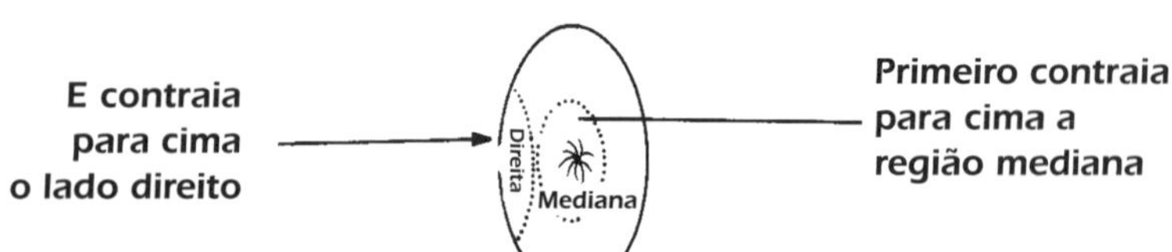

Ilustração 2-8
A Parte Direita no Homem

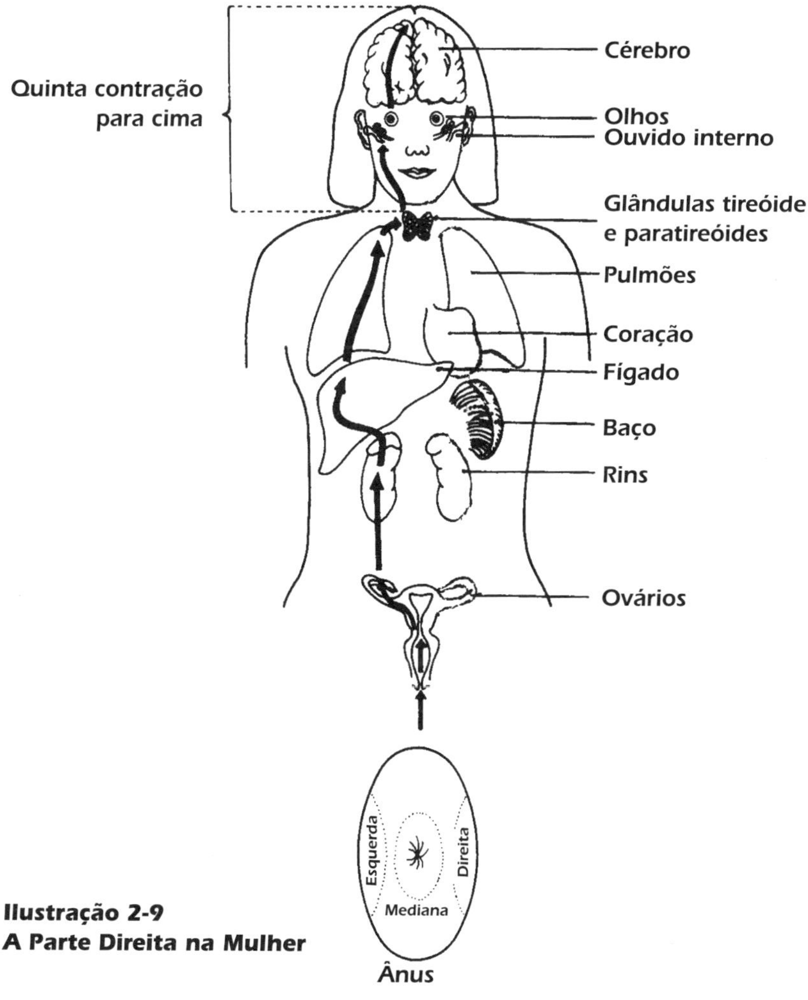

Ilustração 2-9
A Parte Direita na Mulher

Contraindo as diferentes partes do ânus, você pode levar mais Chi aos órgãos e às glândulas, aumentando assim os benefícios da massagem (Ilustrações 2-9 e 2-10).

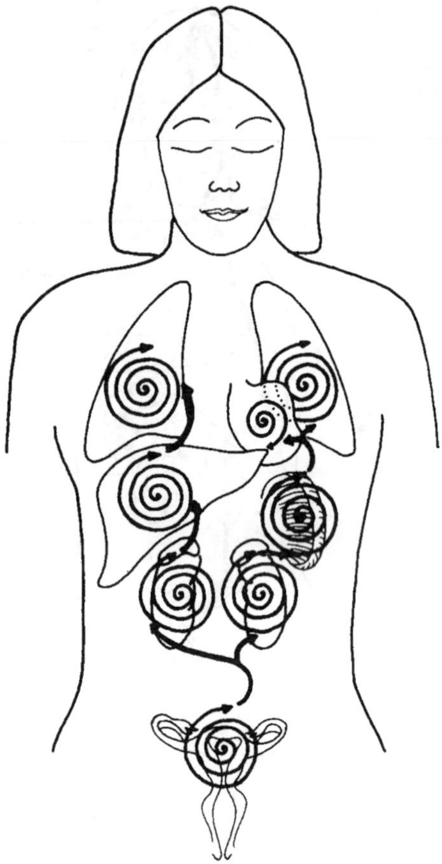

Ilustração 2-10
Infunda energia nos órgãos, e faça-a circular neles.

3

A Mão Que Cura

Os homens conseguem fabricar toda sorte de instrumentos sofisticados em virtude do prodígio das mãos e dos dedos. Outra função superior das mãos é a capacidade de curar. Conhecer os principais pontos das mãos e dos dedos lhe possibilitará estimular e manter os órgãos em boas condições de funcionamento.

I. As Palmas das Mãos

É nas palmas das mãos que se reúnem todos os principais fluxos de Chi. A palma é o ponto a partir do qual a energia vital pode ser irradiada para curar os outros ou a si mesmo. A palma é também o local que pode receber energia e, absorvendo-a, levá-la à estrutura óssea e aos principais órgãos.

II. O Pericárdio

O pericárdio (PC-8) é o principal lugar de concentração energética. Você pode pode lançar mão da força armazenada ali e transmitir uma energia ainda mais forte (Ilustração 3-1).

III. O Intestino Grosso

O intestino grosso (IG-4) é o importante ponto de controle de toda a dor do corpo, especialmente dos órgãos dos sentidos (olhos, ouvidos, nariz) e da cabeça (Ilustração 3-2).

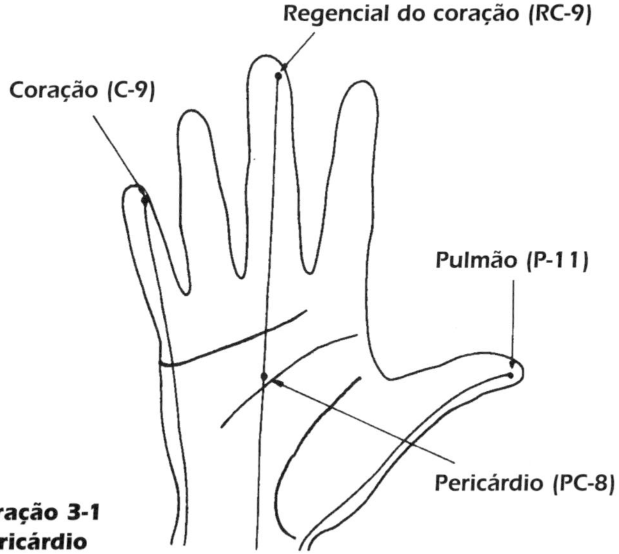

Ilustração 3-1
O Pericárdio

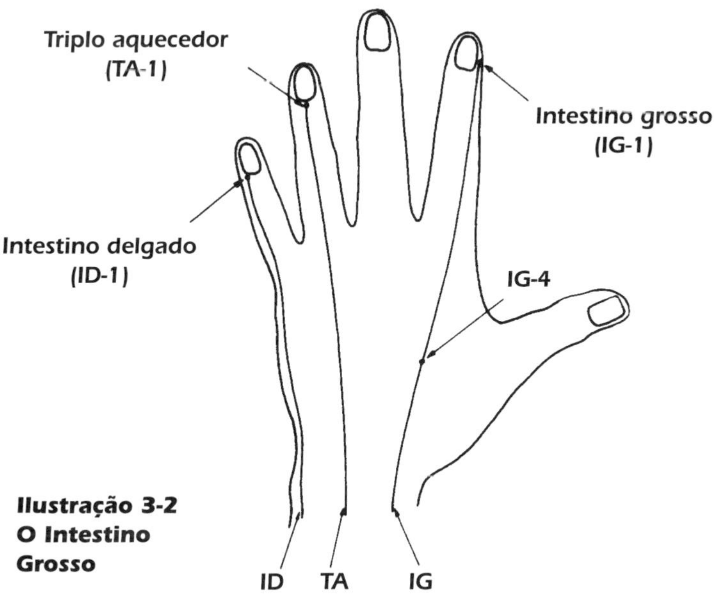

Ilustração 3-2
O Intestino
Grosso

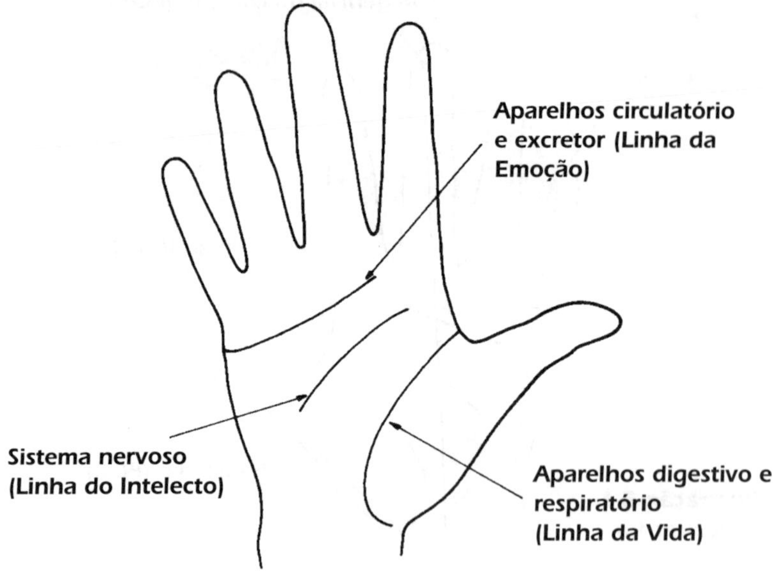

Ilustração 3-3
As Três Linhas Principais da Palma da Mão

IV. As Linhas Principais da Palma da Mão

As três linhas principais da palma da mão são a da Vida, a do Intelecto e a da Emoção (Ilustração 3-3).

V. Os Dedos Têm Funções Orgânicas Correspondentes

Os dedos estão ligados aos meridianos dos órgãos (Ilustração 3-4). As articulações dos ossos dos dedos também estão ligadas a partes dos órgãos e aos seus sentidos e emoções correspondentes.

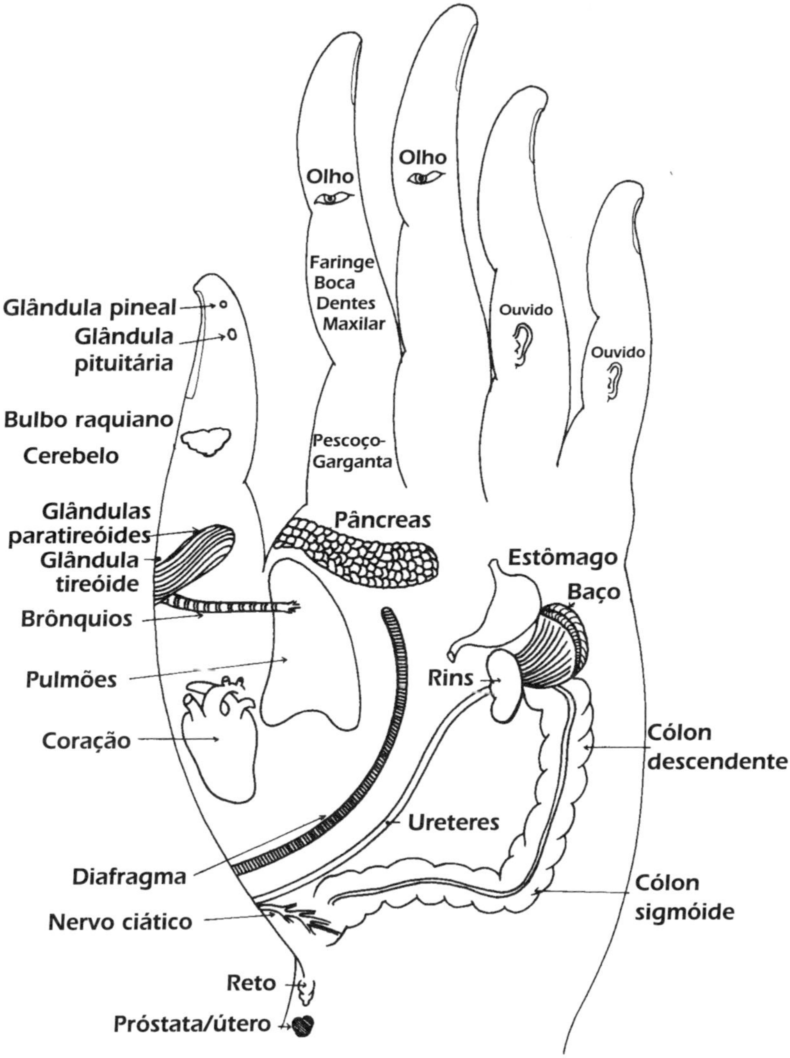

Ilustração 3-4
Os Dedos e as Suas Funções Orgânicas Correspondentes, Via Meridianos dos Órgãos

VI. Fortaleça as Mãos e os Pés

O fortalecimento das extremidades das mãos e dos pés irá ajudar a estimular os órgãos. As pontas dos dedos têm muitas veias e artérias minúsculas (Ilustração 3-5). Quando envelhecemos sem nos exercitar suficientemente, o Chi não flui bem e a sua circulação torna-se deficiente. Isso pode afetar a circulação sangüínea, provocando o endurecimento das veias e artérias. Quando sentimos frio, as mãos são a primeira parte que esfria. Se você quer se aquecer rapidamente, tem de aquecer primeiro as mãos e os pés.

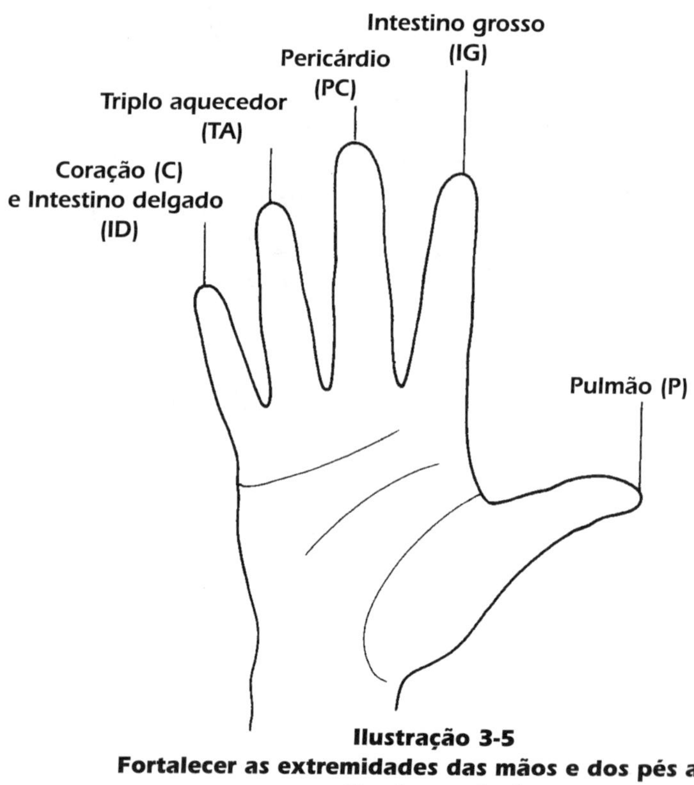

Ilustração 3-5
Fortalecer as extremidades das mãos e dos pés ajuda estimular os órgãos.

VII. Massageie as Mãos para Aumentar o Fluxo do Chi

Massagear as mãos e as palmas das mãos ajuda a aumentar o fluxo de Chi ao longo dos meridianos associados, resultando num aperfeiçoamento harmonioso das funções respiratória, circulatória e digestiva.

VIII. Preparação

A. Aguarde pelo menos uma hora depois de comer.

B. Pratique imediatamente depois de fazer o Sorriso Interior e os Seis Sons de Cura*. Para alcançar resultados melhores, caso já tenha se familiarizado com a Órbita Microcósmica ou com as Meditações da Fusão, experimente executar a técnica depois de praticar essas duas disciplinas.

C. Sente-se confortavelmente sobre os "ossos de sentar" (os ilíacos), na beira de uma cadeira. As pernas devem ficar firmemente apoiadas no chão. Afrouxe o cinto. Tire os óculos, o relógio e os sapatos.

D. Em geral, massageie cada região de seis a nove vezes. Massageie mais as regiões com problemas.

E. As pessoas que não puderem sair da cama podem praticar deitadas.

* Para uma exposição completa do Sorriso Interior e dos Seis Sons de Cura, consulte o livro anterior do autor: *Métodos Taoístas para Transformar Stress em Vitalidade*.

IX. Prática

A. Faça o Chi fluir para as mãos (Ilustração 3-6)

1. Inspire, contraia a vagina ou os testículos, as nádegas e também a parte específica do ânus — ou seja, a parte frontal, traseira, direita, esquerda ou mediana, ou todo o ânus. No início, talvez você não consiga distinguir essas partes, mas com o tempo irá perceber a diferença. Em geral, a parte do ânus que se contrai corresponde à região a ser massageada. Por exemplo, você deverá contrair o lado esquerdo do ânus quando for massagear o pulmão esquerdo.

2. Prenda a respiração e mantenha as contrações; cerre os dentes e aperte a língua contra o céu da boca, esfregando as mãos com força. Isso estimula os doze meridianos das mãos.

3. Continue a esfregar as mãos, prendendo a respiração e contraindo o ânus ao mesmo tempo. Sinta o rosto se aquecer. Depois, imagine mentalmente a energia fluindo para as mãos.

4. Quando o rosto e as mãos estiverem quentes, concentre a atenção na região apropriada e massageie o local até não conseguir mais conter a respiração. Expire e passe a respirar normalmente. Sorria e concentre a atenção na região que está sendo massageada. Perceba que a região está excepcionalmente quente e sinta a energia fluindo.

5. Repita todo esse procedimento para cada região a ser massageada, ou sempre que suas mãos estiverem frias. Para fazer a automassagem, as mãos devem estar sempre aquecidas. Se as mãos estiverem frias, a massagem não surtirá muito efeito.

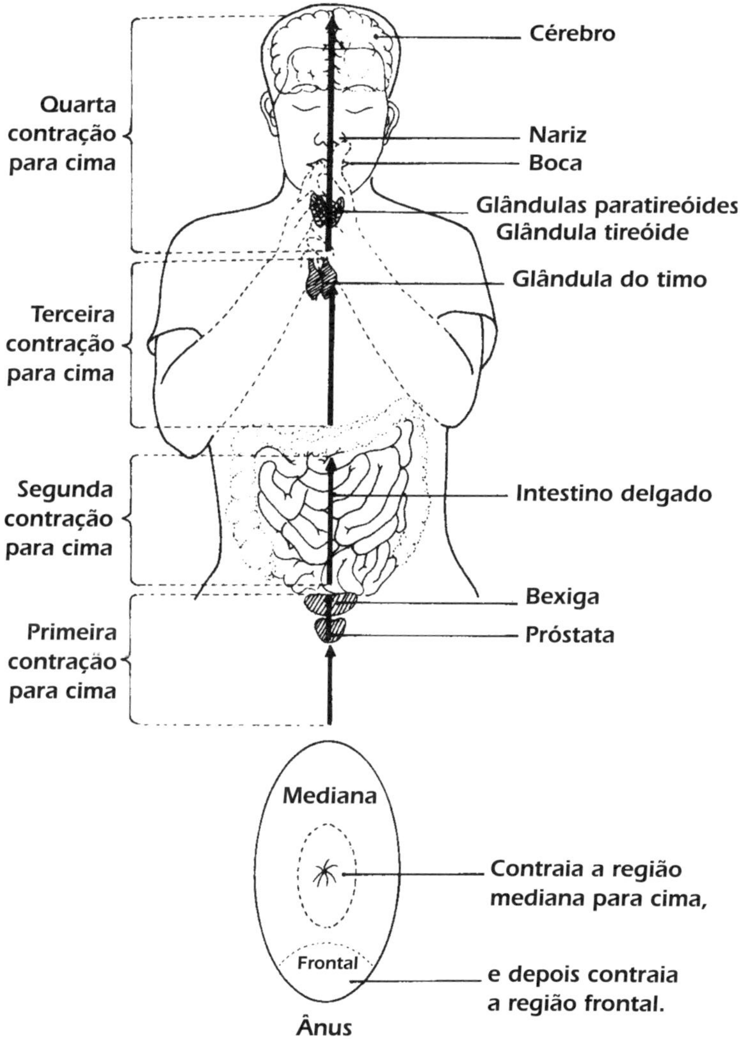

Ilustração 3-6
Como fazer o Chi fluir para as mãos.

B. Massageie as mãos

Sempre comece esfregando as mãos até ficarem aquecidas.

1. Massageie o pericárdio (PC-8). Use o polegar para pressionar o centro da palma da mão com um movimento circular (Ilustração 3-7).

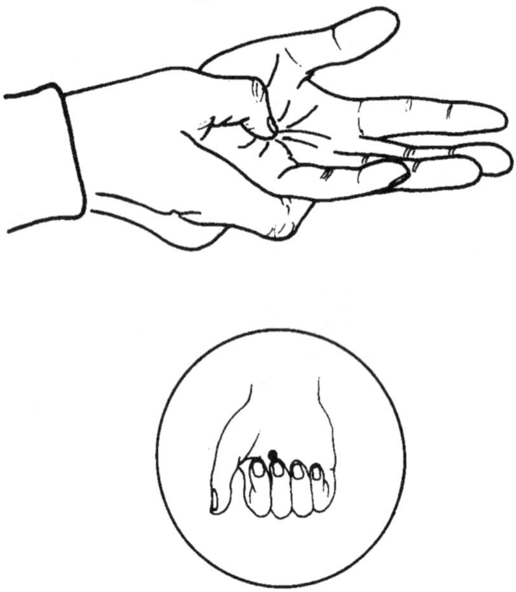

Ilustração 3-7
A massagem do pericárdio

Com os dedos encolhidos, tocando a palma da mão, o pericárdio é o ponto imediatamente acima do dedo médio.

2. Massageie o hegu (IG-4). Pressione o polegar em torno do ponto num movimento circular, e aperte mais no osso do dedo indicador. Encontre o ponto dolorido e massageie até a dor sumir (Ilustração 3-8).

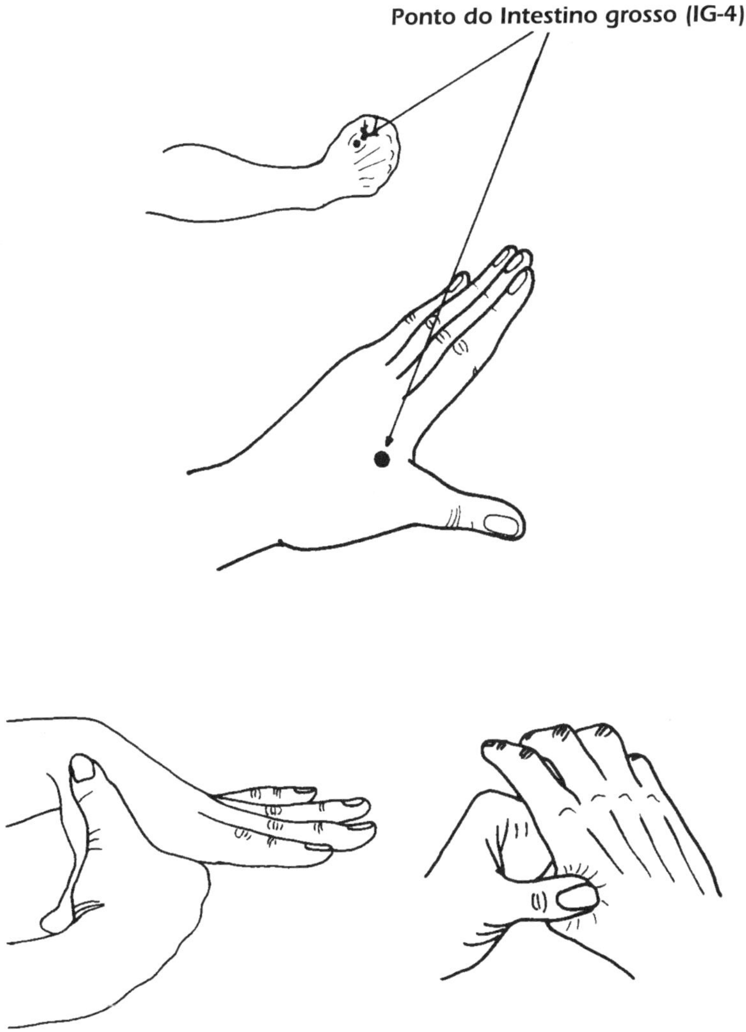

Ilustração 3-8
Massageando IG-4

3. Massageie as linhas principais da palma da mão. Use o polegar para fazer a massagem ao longo das linhas. Massageie mais na direção do osso do polegar e ao longo desse osso. Se houver muita emoção contida, ache o ponto dolorido e massageie-o (Ilustração 3-9).

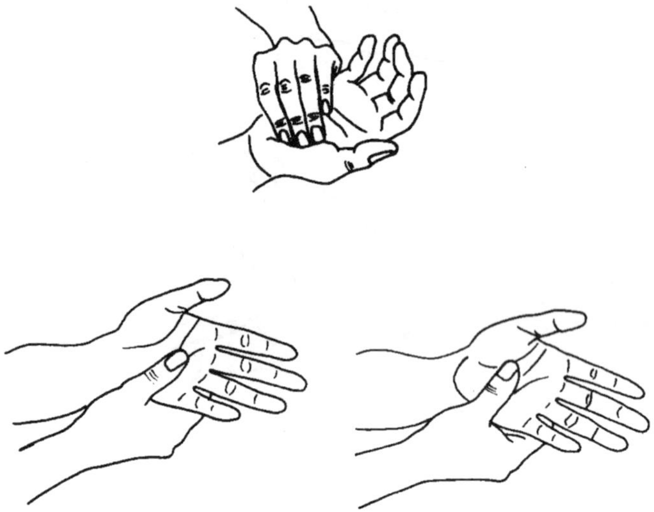

Ilustração 3-9
Massageando as linhas da palma da mão.

4. Massageie as costas da mão. Use o polegar para pressionar os pontos ao longo dos ossos da região. Encontrando um ponto sensível, demore-se nele (Ilustração 3-10).

5. Massageie os dedos. Sempre esfregue as mãos até aquecê-las. Com os dedos da mão direita, envolva o polegar esquerdo e, um por um, aperte, segure e solte cada dedo da mão esquerda, de três a seis vezes. Comece pela mão esquerda e continue nos dedos da mão direi-

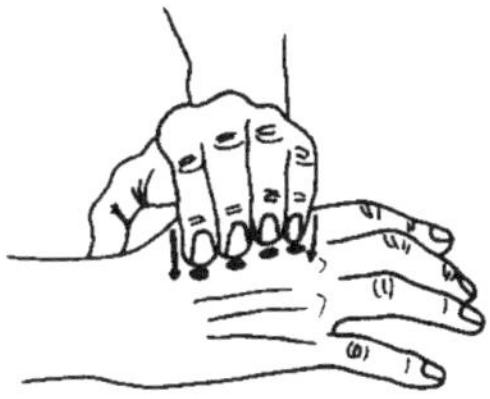

Ilustração 3-10
Massageie as costas da mão.

ta, de acordo com os elementos de cada dedo. Isso ajudará bastante a controlar as emoções (Ilustração 3-11).

Sempre que se sentir assustado ou com medo, por exemplo, você pode envolver o dedo mínimo com os outros dedos, começando pelo lado esquerdo e seguindo ao lado direito. Isso pode ajudar muito quando você se vir numa situação difícil, como falar para um grupo, ir a uma entrevista ou encontrar gente importante. Também pode ser

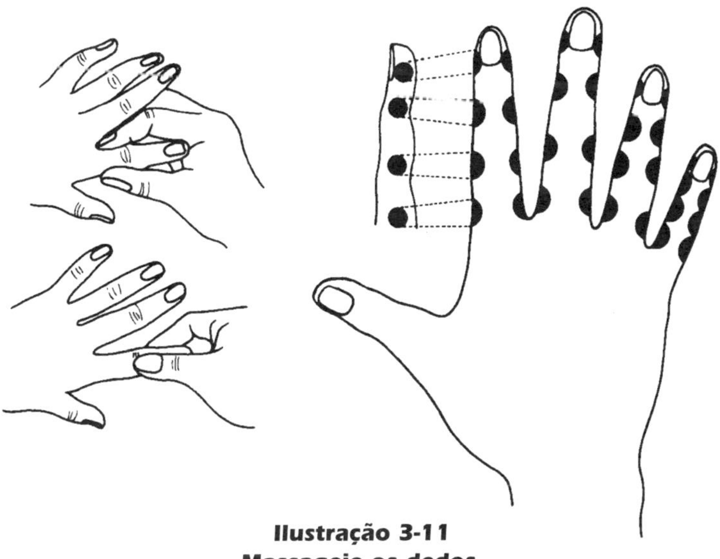

Ilustração 3-11
Massageie os dedos.

útil fazer os Sons do Coração e do Rim em conjunto com essa técnica. O dedo anular controla a raiva; quando se sentir irritado, procure envolver esse dedo algumas vezes para tentar se acalmar.

A prática diária do Sorriso Interior e dos Seis Sons de Cura é a melhor maneira de controlar as emoções negativas. Muitos alunos são viciados em cigarro, drogas ou álcool. Os elementos tóxicos encontrados nessas substâncias se acumulam nos órgãos e no sistema nervoso, estimulando-os à hiperatividade; assim, em pouco tempo as pessoas ficam excessivamente excitadas. Quando passa o efeito, os usuários começam a sentir uma energia de baixa vibração, ficando irritadiços e nervosos. Nessa situação, podem usar as técnicas do Sorriso Interior e da circulação da Órbita Microcósmica, ao mesmo tempo que seguram os dedos, especialmente o anular. Isso os tranqüiliza. Muitas pessoas usam esse método simples para evitar o uso de drogas, o consumo de cigarros e de álcool. A prática do Tao dá ao discípulo força e energia para varrer as toxinas acumuladas no organismo, eliminando hábitos nocivos.

X. Os Dedos Correspondem a Emoções, Elementos e Órgãos (Ilustração 3-12)

A. O polegar corresponde ao elemento terra, e está associado ao estômago. A emoção correspondente é a preocupação.

B. O dedo indicador corresponde ao elemento metal, e está associado aos pulmões e ao intestino grosso. Está ligado às emoções da tristeza, do pesar e da depressão.

C. O dedo médio corresponde ao elemento fogo, e está associado ao coração, ao intestino delgado e aos aparelhos circulatório e respiratório. Está ligado às emoções da impaciência e da precipitação.

D. O dedo anular corresponde ao elemento madeira e está associado ao fígado, à vesícula biliar e ao sistema nervoso; corresponde à emoção da raiva.

E. O dedo mínimo corresponde ao elemento água; está associado aos rins e corresponde à emoção do medo.

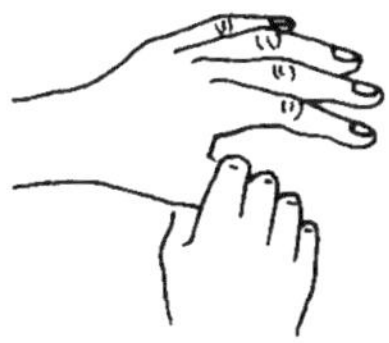

Preocupação

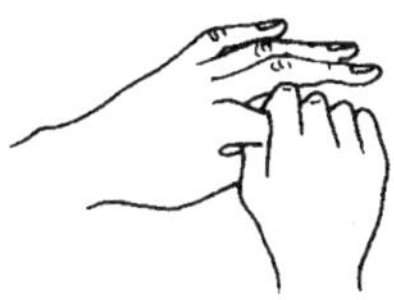

Tristeza

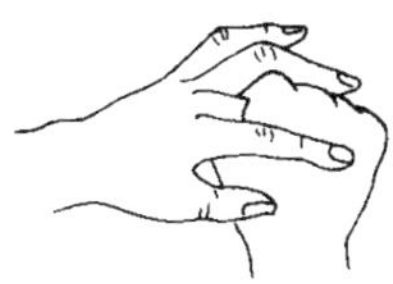

Impaciência

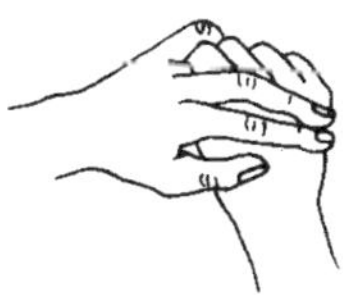

Raiva

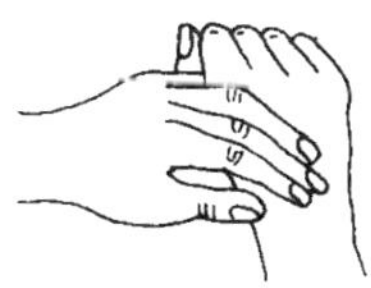

Medo

Ilustração 3-12
Emoções, elementos e órgãos correspondentes aos dedos.

4

Massagem na Cabeça

Esta massagem serve para dores de cabeça, nervosismo e desequilíbrio do Chi no cérebro.

As causas das dores de cabeça e do nervosismo são bastante complexas. A cabeça funciona como base de todos os nervos, e é o ponto de controle central de todo o organismo. Hoje notamos que existe um grande número de jovens bastante nervosos. Esse nervosismo provoca insônia, perda de apetite, aceleração do batimento cardíaco, dificuldade para respirar, cansaço, preguiça, etc. Aparentemente, nem tudo isso é sintomático, mas afeta grandemente a eficiência do trabalho e aos poucos passa a ser considerado como doença mental.

A massagem no crânio fortalece o sistema nervoso. Com a língua encostada no céu da boca durante a massagem, e os olhos movendo-se para cima e para a esquerda, depois para a direita, você pode sentir a estimulação do Chi da esquerda para a direita. Isso equilibra os hemisférios esquerdo e direito do cérebro, e resulta no fortalecimento das glândulas, dos sentidos e dos órgãos.

A massagem na cabeça e no crânio aumenta a circulação sangüínea e reforça a nutrição do crânio e do cabelo. Tivemos casos de alunos cujos cabelos brancos escureceram, e outros cujos cabelos ficaram mais fortes, parando de cair e voltando a crescer. O cabelo também fica mais macio. De manhã e à noite, antes de dormir, você deve escovar o cabelo pelo menos de 25 a 30 vezes. Arrume uma boa escova, e tenha cuidado com o couro cabeludo. Não aperte muito a escova, pois isso pode causar uma sensação dolorosa ou cefaléia.

I. A Cabeça

A. Ponto da coroa (Ilustração 4-1)

Este se localiza no topo da cabeça; na região da moleira de uma criança pode haver uma ligeira depressão. O ponto da coroa é a junção de cem canais pelos quais circula a energia do organismo. Massageie a região com os dois dedos médios. Isso alivia a tontura e a dor de cabeça, resultantes do excesso de energia na cabeça. Também abranda a pressão alta e estimula o sistema nervoso.

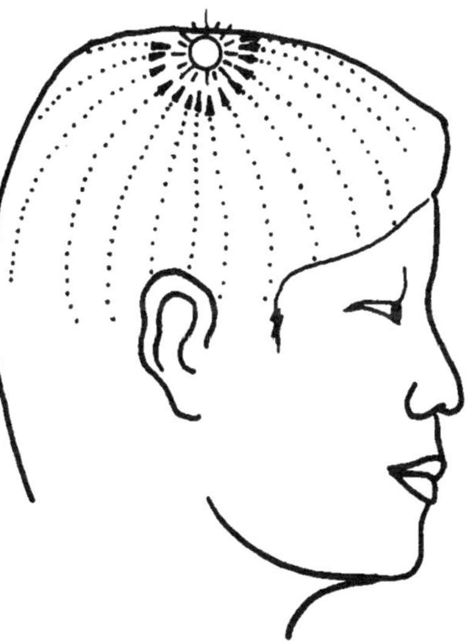

Ilustração 4-1
O Ponto da Coroa é a junção de cem canais energéticos.

B. Leve o Chi às mãos e ao rosto

Inspire, contraia os órgãos sexuais, as nádegas e a região mediana do ânus. Esfregue as mãos, cerre os dentes e encoste a língua no céu da boca. Quando o rosto, a cabeça e as mãos estiverem quentes, respire normalmente e comece a massagem.

C. Pancadinhas (Ilustração 4-2)

Bata no crânio com o nó dos dedos, distribuindo "pancadinhas" por toda a cabeça. Essas leves pancadinhas podem ajudar a aliviar a tensão na cabeça, amenizando a teimosia e aguçando o raciocínio. Muitos dos nossos alunos usam esse exercício para aliviar as pressões causadas pelo dia-a-dia, num mundo de tecnologia veloz e avançada, e o sentimento da eterna necessidade de acompanhar esse ritmo frenético. Isso vale especialmente para os estudantes universitários que vivem sob grande pressão para dar conta dos estudos. Todo ano alguns estudantes cometem suicídio por causa da pressão e do *stress* acumulado em excesso na cabeça, o que os torna incapazes de pensar claramente; eles começam a ver em cada coisa da vida uma pressão insuportável, o que gera preocupação, medo, tristeza e muitas emoções conflitantes. Essas simples pancadinhas podem aliviar a pressão e o *stress* que se acumulam na cabeça.

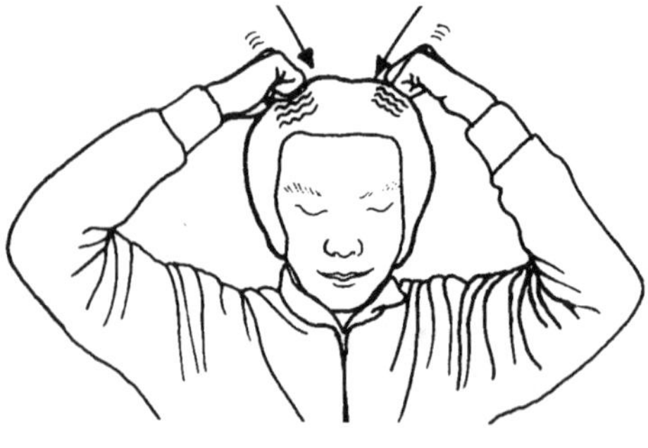

Ilustração 4-2
Pancadinhas

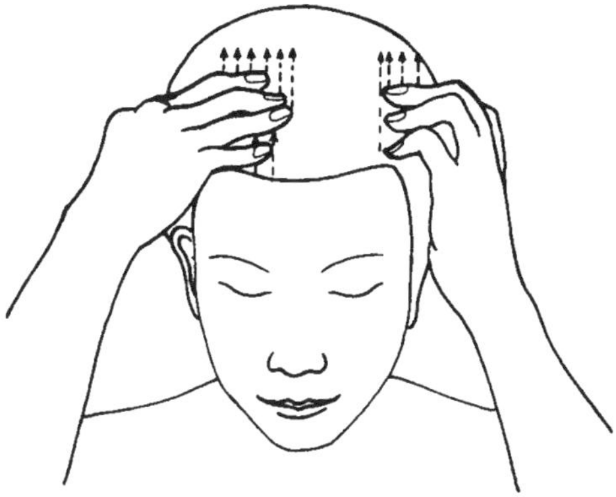

Ilustração 4-3
Massageando o couro cabeludo

D. Prenda a respiração para aumentar o fluxo do Chi

Prender a respiração aumenta o fluxo do Chi no rosto. A cabeça tem muitos canais que se unem no crânio, especialmente no ponto da coroa.

E. O couro cabeludo (Ilustração 4-3)

Como preparação, aqueça as mãos, a cabeça e o couro cabeludo. Usando as duas mãos como um pente, pressione com força e avance devagar, massageando o couro cabeludo, indo direto do final da testa à base do crânio. Ao fazer isso, dirija mentalmente a energia da parte de trás do crânio aos pés. Repita de seis a nove vezes. Massageie mais nos lugares em que você sente dor, até a dor passar.

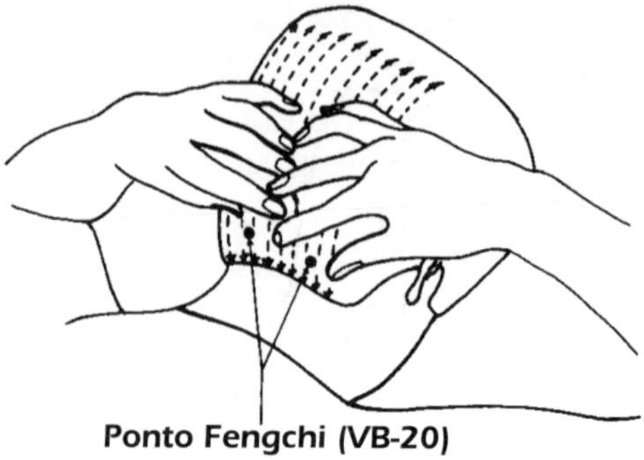

Ilustração 4-4
Nuca, a base do crânio

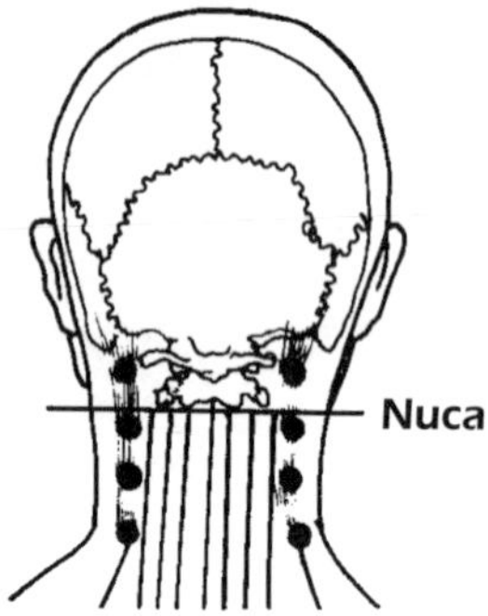

Ilustração 4-5
Massageie, numa linha reta, do final da testa à base do crânio.

F. A nuca (Ilustração 4-4)

Usando os polegares, massageie a nuca, na base do crânio, até não sentir mais dor ali (Ilustração 4-5). Isso ajuda a mitigar cefaléias e dores nos olhos, além de melhorar a visão. Na tradição taoísta, esse ponto é chamado de Poço de Vento, que tende a acumular o "vento ruim", principal causa de toda dor nos órgãos dos sentidos.

II. O Rosto (Ilustrações 4-6, 4-8 e 4-9)

A. Beleza natural

Massagear o rosto com Chi é um tratamento de beleza muito mais eficaz do que a maioria dos cremes ou cosméticos caros (Ilustração 4-10). A sua pele irá ficar radiante, e no final até menos enrugada. Muitos meridianos passam pelo rosto ou terminam ali. Se bloqueados, resultam num fluxo reduzido do Chi. O rosto é a primeira impressão que se grava nas mentes das outras pessoas. A circulação do Chi lhe dá uma atraente energia pessoal.

B. Leve o Chi ao rosto

Inspire, contraia o órgão sexual, as nádegas e as regiões mediana e frontal do ânus. Prenda a respiração, esfregue as duas mãos, cerre os dentes e encoste a língua no céu da boca. Quando o rosto estiver quente, imagine a energia fluindo para as mãos. Quando as mãos estiverem quentes, concentre a atenção no rosto e prenda a respiração até o rosto se aquecer.

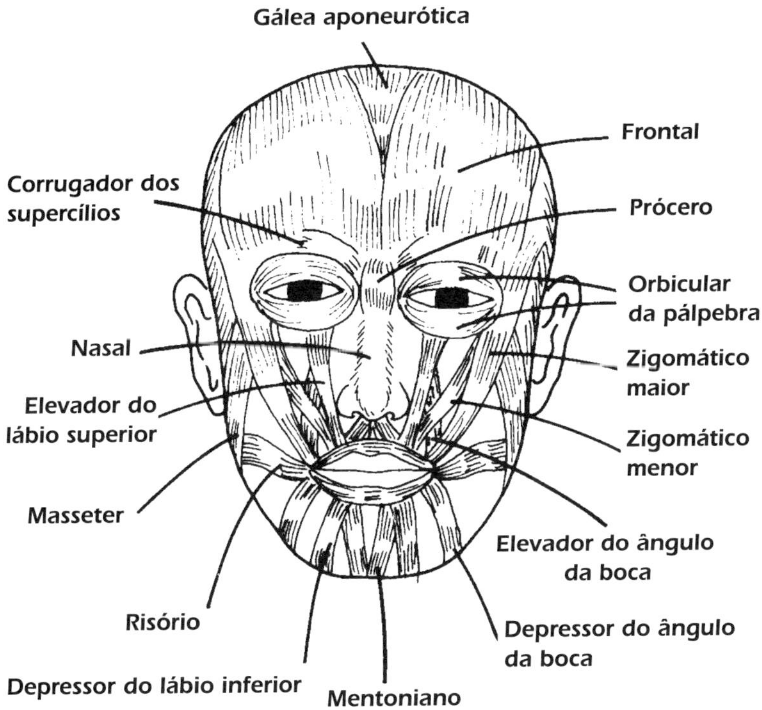

Ilustração 4-6
Os Músculos Faciais

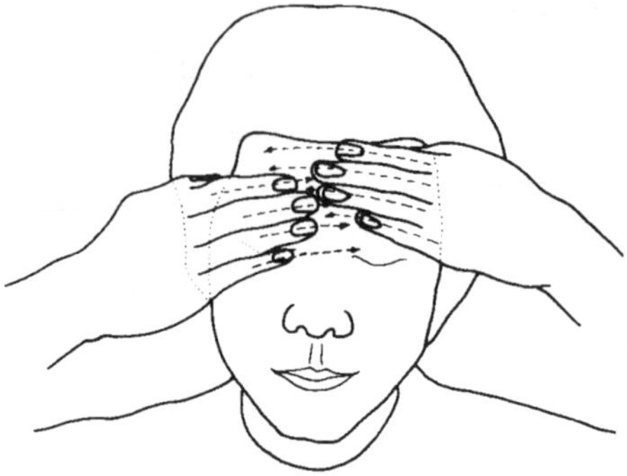

Ilustração 4-7
Esfregando a testa

C. A testa (Ilustração 4-7)

Alternando as mãos, esfregue a testa de um lado para o outro de seis a nove vezes.

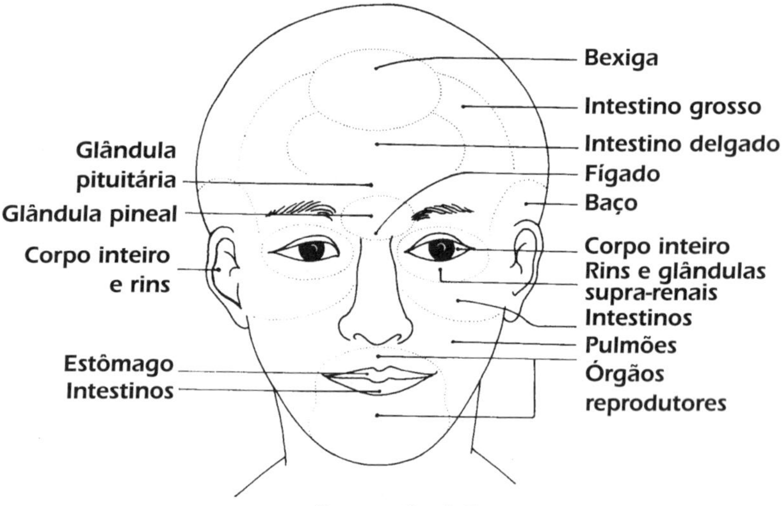

Ilustração 4-8
Diagrama dos Pontos do Rosto Correspondentes aos Órgãos

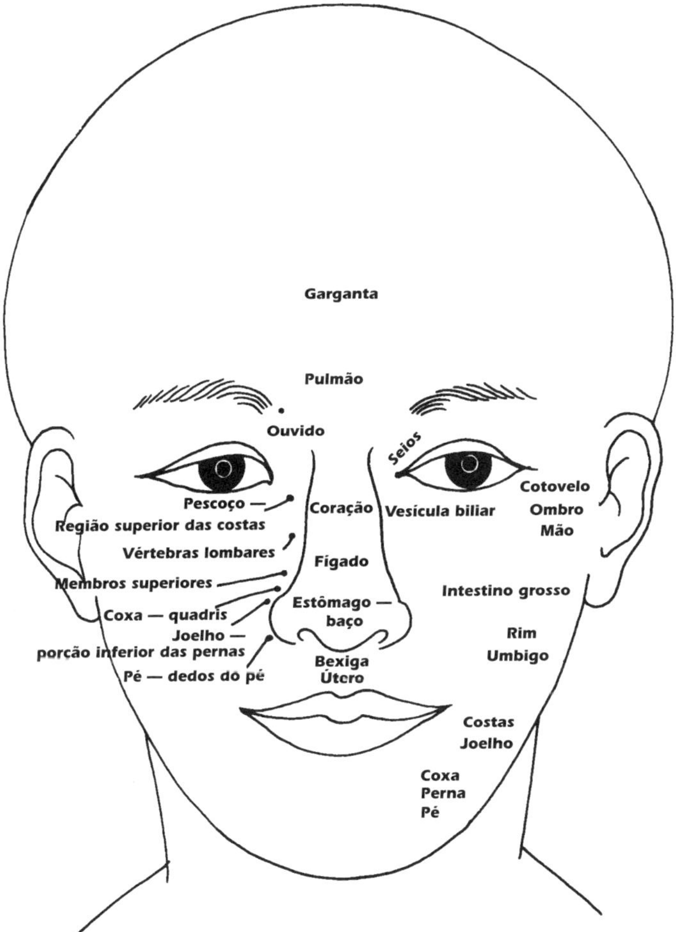

Ilustração 4-9
Cabeça e Rosto

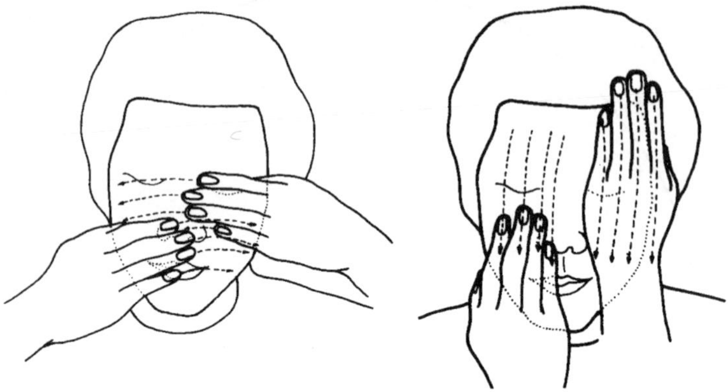

Ilustração 4-10
O seu próprio Chi é o melhor cosmético.

D. A região mediana do rosto

Esfregue a região mediana do rosto, das sobrancelhas à ponta do nariz.

E. A região inferior do rosto

Repita o procedimento para a região inferior do rosto, abaixo do nariz até o queixo.

F. O rosto inteiro

Repita o procedimento para levar energia às mãos. Inspire, cubra todo o rosto com as palmas das mãos e o massageie (Ilustração 4-11). Faça um movimento para cima a fim de reduzir as marcas de expressão. Expire e relaxe o rosto. Descanse e sorria para o seu rosto até senti-lo vibrar de calor.

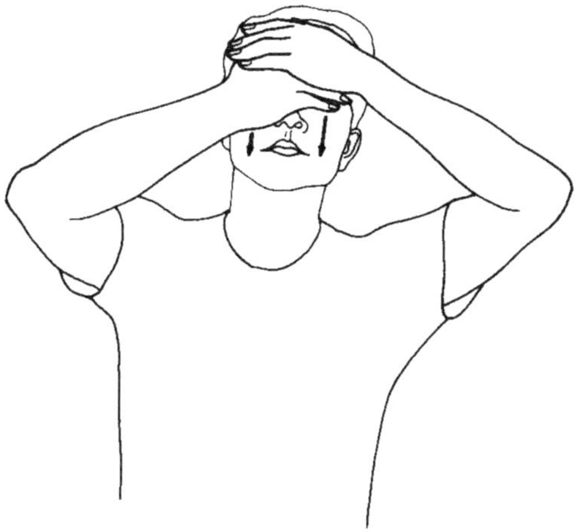

Ilustração 4-11
Massageie todo o rosto.

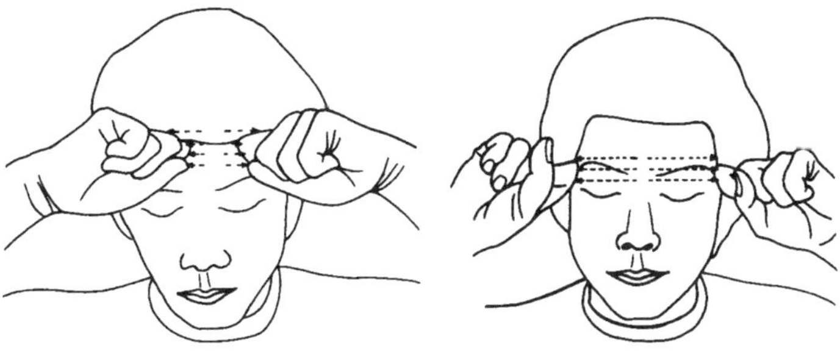

Ilustração 4-12
Massageie a região mediana da testa.

G. A região mediana da testa

Use alternadamente os dois dedos indicadores (segunda articulação) para massagear a região mediana da testa, do centro à têmpora (Ilustração 4-12).

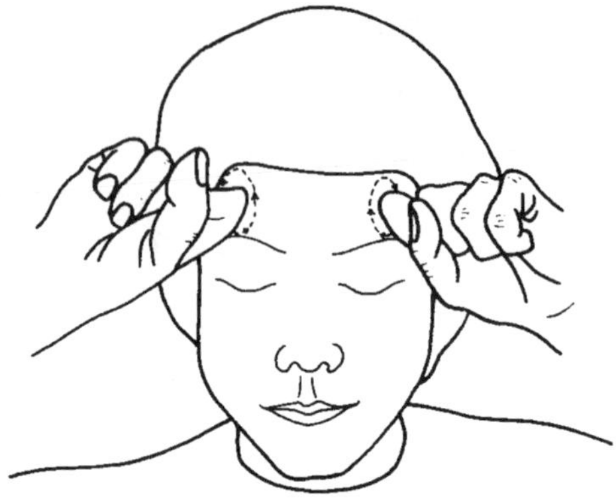

Ilustração 4-13
Massageie as têmporas.

III. As Têmporas

Use os dedos indicadores para massagear as têmporas num movimento circular, primeiro no sentido horário, depois anti-horário. Massageie a testa e as têmporas; use o nó dos dedos para massagear do centro da testa até as têmporas, de dez a vinte vezes (Ilustração 4-13). Esses exercícios reduzem as dores de cabeça, na fronte e nas têmporas. Ache o ponto doloroso e o massageie até sumir a dor.

IV. A Boca

A depressão faz cair os cantos da boca. Ter uma aparência alegre, agradável, mais atraente e feliz depende muito dos olhos e dos cantos da boca. Quando os músculos da boca ficam frouxos por causa do *stress*, da depressão ou da tristeza, os cantos da boca caem e o sistema energético se debilita, vibrando em baixa intensidade. Ninguém gosta de olhar para um rosto triste ou deprimido; isso deixa as outras pessoas também tristes e deprimidas.

O fluxo de energia no organismo e a expressão do rosto são os principais atrativos da pessoa. Massagear para cima os músculos da boca ajuda a erguer os cantos. As técnicas do Sorriso Interior e de erguer os cantos da boca são muito importantes para fortalecer a energia atrativa.

A. Massagem para embelezar a boca

Usando o polegar e o indicador da mão direita, toque os dois cantos da boca e sinta o Chi fluir dos dedos até a boca. Lentamente, aperte e pressione a pele para cima (cerca de 2,5 centímetros); depois solte e comece de novo nos cantos, pressionando a pele para cima de dez a vinte vezes por dia. (Ilustração 4-14).

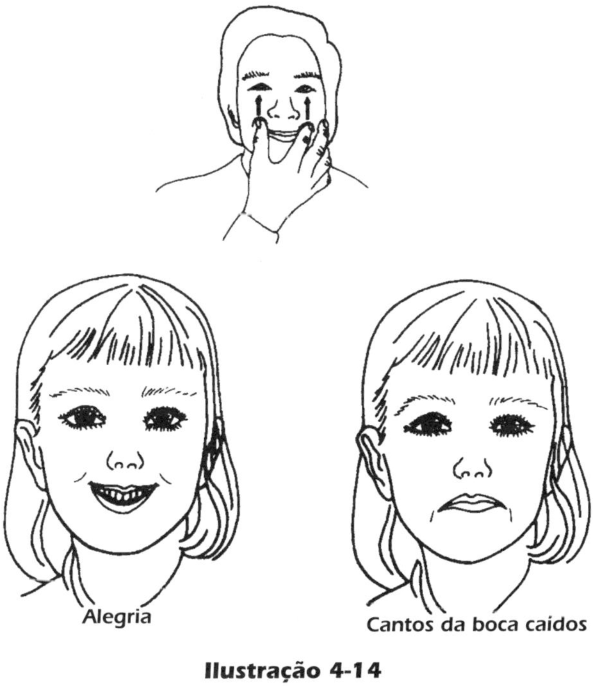

Ilustração 4-14
Massagem para embelezar a boca

V. Os Olhos

Os olhos são as janelas do espírito (Ilustração 4-15). No taoísmo, consideramos os olhos como uma energia Yang que orienta todo o fluxo do Chi no corpo. Os olhos podem surtir um grande efeito sobre a personalidade. Em algumas pessoas, a porção branca dos olhos é maior do que o normal — três partes de branco para uma parte de íris (às vezes damos a isso o nome de "olhos de ladrão" ou "olhos de ataque perigoso"). Esses olhos podem resultar num olhar suspeito, que transmite uma sensação desagradável. Por meio dos exercícios, você pode diminuir gradativamente a porção branca visível dos olhos.

Por estarem ligados a todo o sistema nervoso, os olhos têm uma importância especial. Eles revelam a saúde de todo o seu corpo. Pelos olhos, podemos dizer que órgãos estão fracos e/ou intoxicados. A massagem dos olhos remove a tensão dos órgãos vitais. Hoje as pessoas usam os olhos muito mais do que no passado, para ler, ver televisão e trabalhar com computadores, aparelhos eletrônicos e microscópios. Isso os desgasta bastante, afrouxando as aberturas dos órgãos e facilitando o escape de energia.

No taoísmo, consideramos os olhos como as portas da alma, e também como a abertura do fígado (Ilustração 4-16).

Ao massagear a região próxima aos cantos dos olhos, não use muita força, para não fazer cair os cantos. Massageie os cantos dos olhos com movimentos ascendentes.

A. Leve o Chi às mãos e aos olhos

Repita o procedimento para levar energia às mãos: inspire, prenda a respiração e contraia o órgão sexual, as nádegas, a região mediana do ânus e os dois lados do ânus. Conduza o Chi aos dois olhos. Esfregue as mãos, cerre os dentes, coloque a língua no céu da boca. Direcione a energia para o rosto e depois às mãos. Quando as mãos

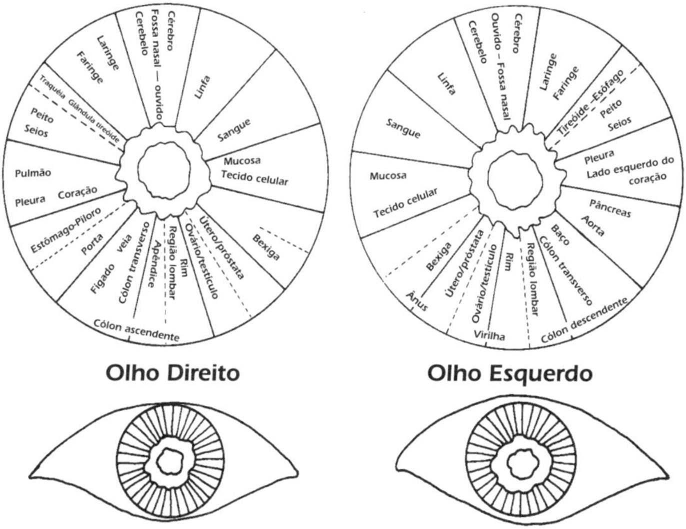

Ilustração 4-15
Os olhos são as janelas do espírito.

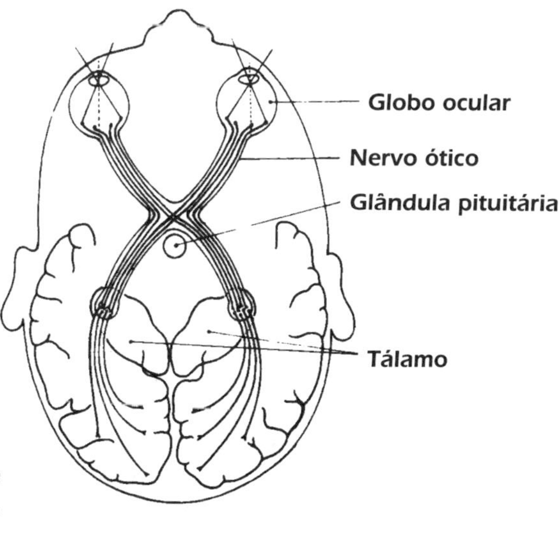

Ilustração 4-16
Os olhos são as portas da alma.

estiverem quentes, concentre-se nos olhos até senti-los plenos de energia.

B. Para o globo ocular e região circundante

Feche os olhos. Use as pontas dos dedos para massagear delicadamente os globos oculares por cima das pálpebras — de seis a nove vezes em sentido horário e, depois, de seis a nove vezes em sentido anti-horário. A seguir massageie delicadamente a região em torno das pálpebras, o mesmo número de vezes (Ilustração 4-17). Fique atento a pontos dolorosos e massageie esses locais até a dor sumir. Preste atenção especial nos cantos interno e externo dos olhos. Esses são os pontos do meridiano da vesícula biliar, e a massagem no local alivia enfermidades nos olhos.

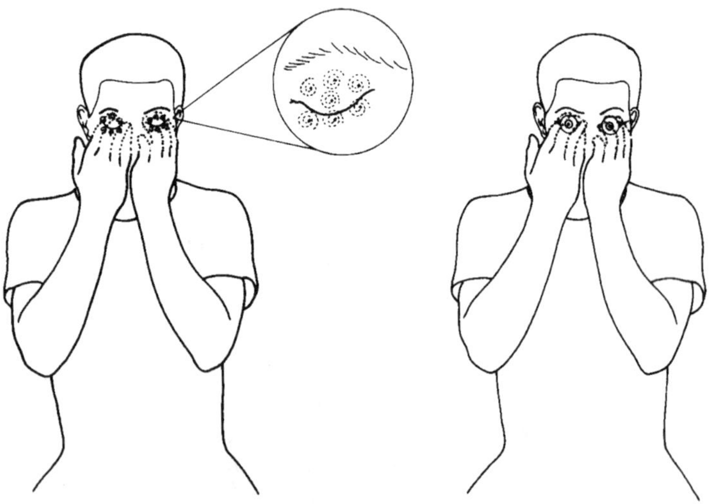

Ilustração 4-17
Use as pontas dos dedos para massagear delicadamente o globo ocular.

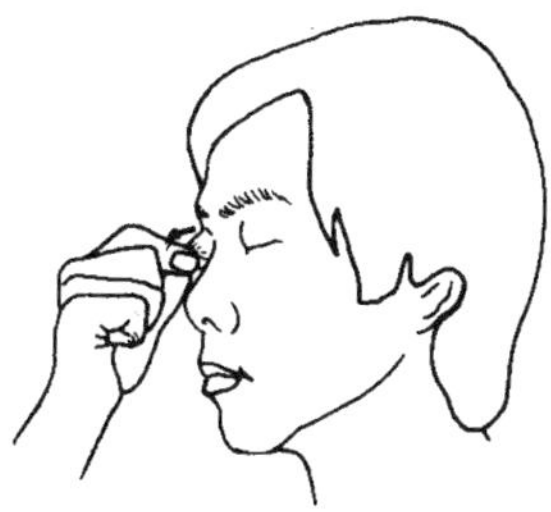

Ilustração 4-18
Puxe as pálpebras.

C. Puxe as pálpebras

Puxar as pálpebras faz aumentar o fluido. Use o polegar e o dedo indicador para pinçar, puxar e soltar as pálpebras de seis a nove vezes (Ilustração 4-18).

D. Para a cavidade ocular

Dobre os dedos indicadores e use a seção inferior (segunda falange) de cada polegar para massagear os ossos superior e inferior da cavidade ocular, de seis a nove vezes (Ilustração 4-19).

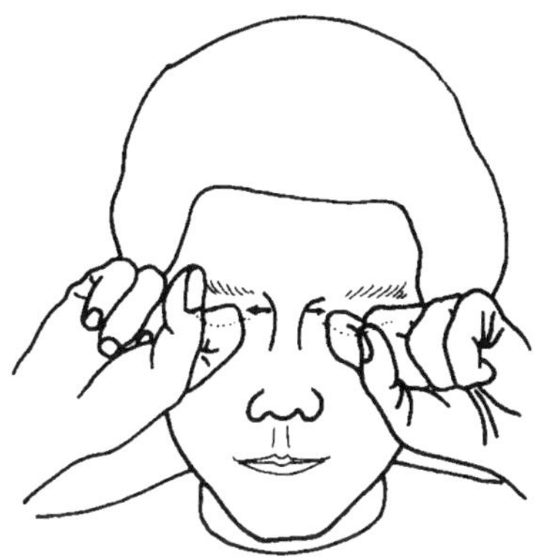

Ilustração 4-19
Massageie a cavidade ocular.

E. Para fazer os olhos lacrimejar

Erga um dos indicadores a cerca de vinte centímetros dos olhos, ou marque um ponto na parede a 1,5 ou 1,8 metro de você. Fixe os olhos atentamente nesse ponto, sem piscar, até senti-los ardendo (Ilustração 4-20). Os taoístas acreditam que as toxinas são queimadas e eliminadas do corpo pelos olhos. Eles vão começar a lacrimejar. Faça isso para fortalecer os olhos. Depois esfregue as mãos até aquecê-las; feche os olhos e cubra as cavidades oculares com as palmas das mãos. Sinta o Chi fluindo das mãos para os olhos (Ilustração 4-21). Gire os olhos de seis a nove vezes, primeiro em sentido horário, depois anti-horário.

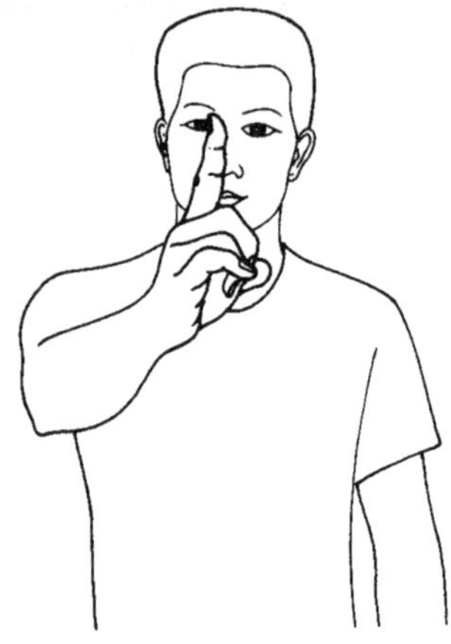

Ilustração 4-20
Fazendo os olhos lacrimejar.

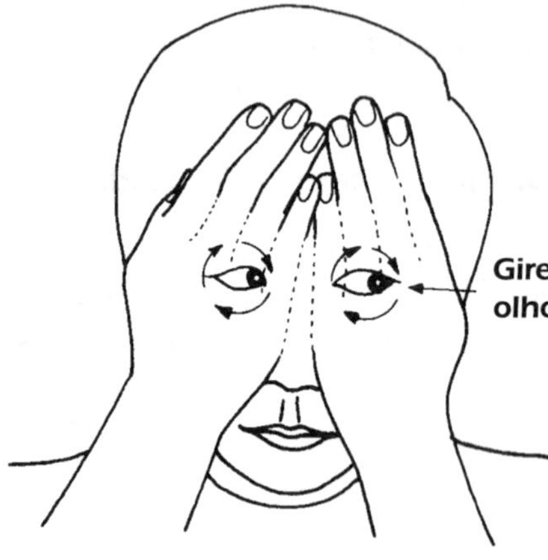

Ilustração 4-21
Infundindo o Chi nos olhos.

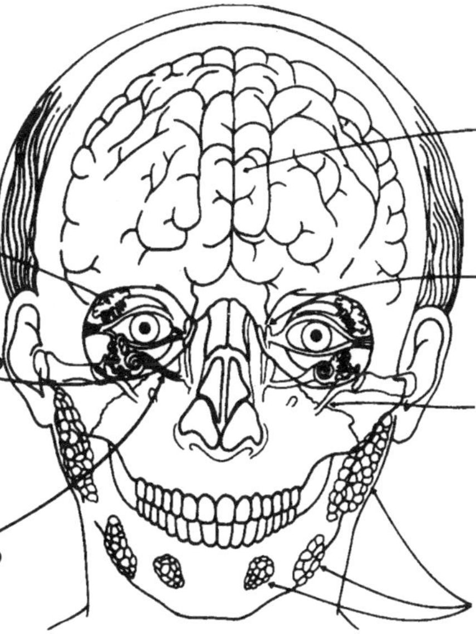

Ilustração 4-22
As várias partes dos olhos estão ligadas aos sentidos e ao cérebro.

F. Pressione para dentro o globo ocular

Os olhos estão divididos em cinco partes. Cada parte está intimamente ligada a órgãos e nervos (Ilustração 4-22). Concentre a atenção nos olhos (Ilustração 4-23).

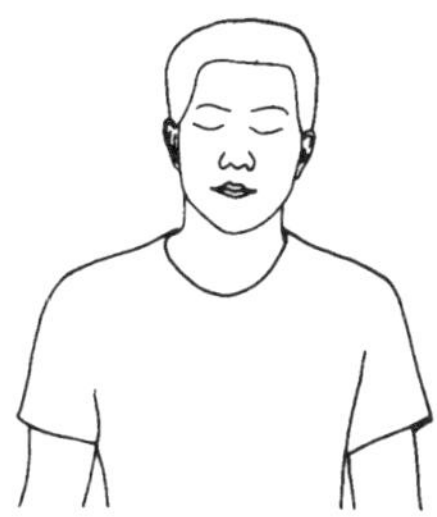

Ilustração 4-23
Concentre-se nos olhos.

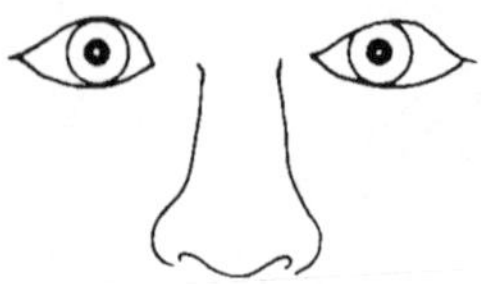

(1) Pressionando o ouvido interno

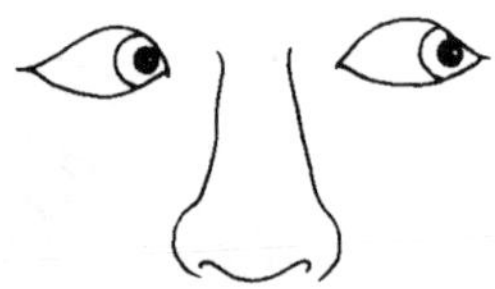

(2) Olho esquerdo pressionando o canal do ouvido
Olho direito pressionando a trompa de Eustáquio

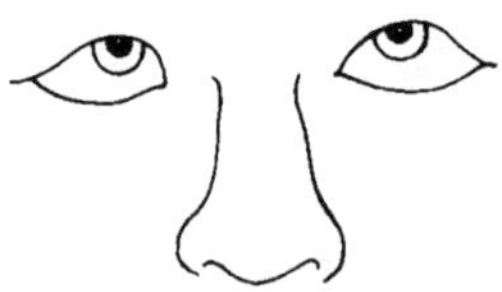

(3) Pressionando a glândula pituitária

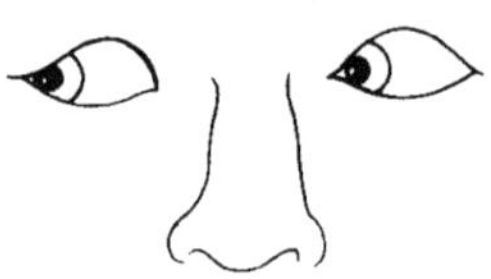

(4) Olho direito pressionando o canal do ouvido
Olho esquerdo pressionando a trompa de Eustáquio

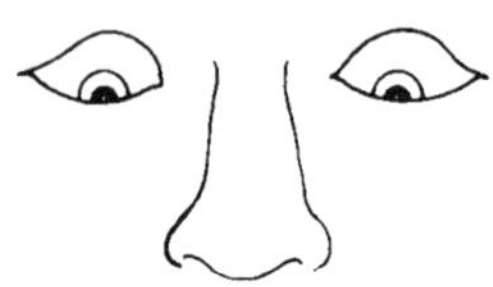

(5) Pressionando a trompa de Eustáquio

Ilustração 4-24

Empurrar e pressionar o globo ocular exercita os órgãos, os sentidos, as glândulas e o cérebro (Ilustração 4-24). É também o melhor exercício para os músculos dos olhos. Os olhos têm muitos músculos que não se exercitam muito e, assim, ficam fracos, contribuindo para uma visão deficiente.

1. Com os olhos ainda fechados e cobertos pelas palmas das mãos, inspire, contraia o ânus e o órgão sexual, e empurre os globos oculares para dentro das órbitas.

2. Contraia a região mediana do ânus e o centro dos globos oculares.

3. Contraia a região frontal do ânus e a parte superior do globos oculares.

4. Contraia a região traseira do ânus e a parte inferior dos globos oculares.

5. Contraia a região direita do ânus e o lado direito dos globos oculares.

6. Contraia a região esquerda do ânus e o lado esquerdo dos globos oculares.

Esse exercício não só fortalece os olhos, mas também as glândulas pituitária e pineal, além do ouvido interno, incluindo o tímpano e os canais. Quando você pressiona os globos oculares para dentro e para cima, olhando para o alto da cabeça, está exercitando os músculos superiores e estimulando as glândulas pituitária e pineal.

Quando você contrai e pressiona o centro do globo ocular para dentro, está exercitando a região posterior dos músculos dos olhos e o ouvido interno.

Quando você pressiona para dentro os cantos externos dos olhos, está fortalecendo os músculos laterais dos olhos, além dos canais dos ouvidos e os tímpanos.

Quando você pressiona para dentro os cantos internos dos olhos, está fortalecendo os músculos do lado interno, os canais lacrimais e o nariz.

Quando você empurrar para dentro a parte inferior dos olhos, está pressionando a região inferior dos canais auditivos e o sistema nervoso.

G. Aprenda a olhar nos olhos

Algumas pessoas ficam nervosas e assustadas quando têm de olhar as outras pessoas nos olhos; a voz baixa de tom e fica difícil ouvi-las em virtude da fraqueza dos órgãos. Algumas pessoas olham para os lados e evitam o contato do olhar quando você conversa com elas. Isso pode ser fruto da debilitação da vesícula biliar e dos rins. Para resolver isso, você pode usar o Sorriso Interior, os Seis Sons de Cura e o Rejuvenescimento Taoísta, além de praticar o contato olho no olho.

Fite o próprio rosto num espelho durante dois a cinco minutos por dia na primeira semana. Depois de dez dias, você pode começar a fitar os próprios olhos e aumentar a confiança fitando a íris. Gradativamente você vai perder o medo de olhar nos olhos dos outros.

VI. O Nariz

O nariz tem várias funções importantes. Quando respiramos corretamente pelo nariz, e não pela boca, as fossas nasais filtram a sujeira, evitando que ela chegue aos pulmões. Esse órgão também controla a temperatura do ar: quando o ar está frio demais, o nariz primeiro o aquece. Sem essa ação reguladora, temperaturas extremas poderiam lesar os pulmões, deixando-nos suscetíveis a doenças no aparelho respiratório e sujeitos a freqüentes resfriados. Uma grande vantagem das pessoas que praticam o sistema taoísta é que raramente pegam resfriados.

Três meridianos passam pelo nariz: o do intestino grosso, o do estômago e o Canal Regencial ou posterior. O hábito de massagear o nariz fortalece o controle da temperatura, estimula os órgãos mencionados acima e aumenta a secreção hormonal. Na China, algumas agulhas inseridas no nariz funcionam como anestésico geral para qualquer parte do corpo a ser operada.

Quando pouco saudável, o nariz afeta a personalidade. Um nariz fino, chato e de aparência doentia, ou malformado, pode fazê-lo menos atraente às outras pessoas. Um nariz saudável pode ajudá-lo a ter um bom Chi. O nariz é o local de entrada do sopro da vida.

Um nariz debilitado geralmente se infecciona, e grande quantidade de muco pode vazar para as fossas nasais. Debilitado, o nariz também pode afetar a voz. Um bom cantor tem sempre um nariz saudável. Massagear o nariz aumenta o fluxo de Chi e melhora a circulação na região nasal.

A. Faça o Chi fluir para as mãos

Repita o procedimento para levar energia às mãos, contraindo a região frontal do ânus.

B. As narinas

Alargue as narinas (Ilustração 4-25). Enfie o polegar e o dedo indicador nas narinas e movimente-os para a esquerda e para a direita, para cima e para baixo, de dez a vinte vezes. Isso alarga a passagem de ar para os pulmões, além de ajudar na cura de problemas nasais e na correção do sentido do olfato.

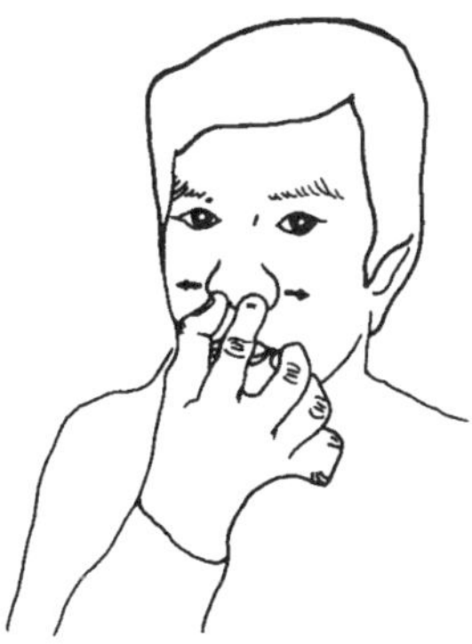

Ilustração 4-25
Alargue as narinas.

C. A extremidade superior do nariz

Use o polegar e o dedo indicador para massagear a extremidade superior do nariz, beliscando-o repetidamente. Ao mesmo tempo, inspire lentamente e imagine-se inspirando ar puro; expire lentamente e imagine-se exalando ar viciado. Faça isso de nove a 36 vezes (Ilustração 4-26). É uma técnica eficaz para desobstruir as fossas nasais.

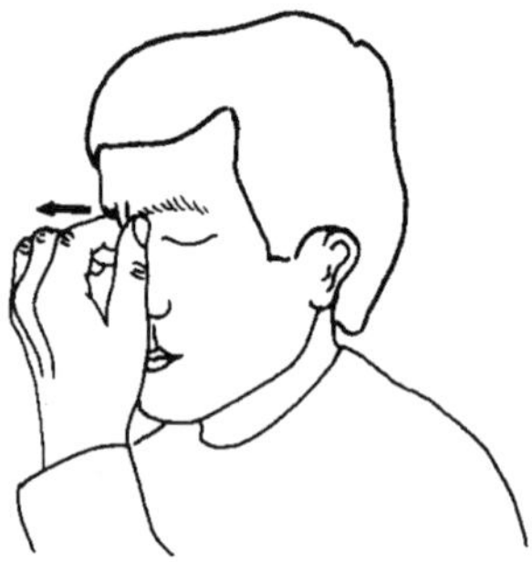

Ilustração 4-26
Massageie o osso do nariz.

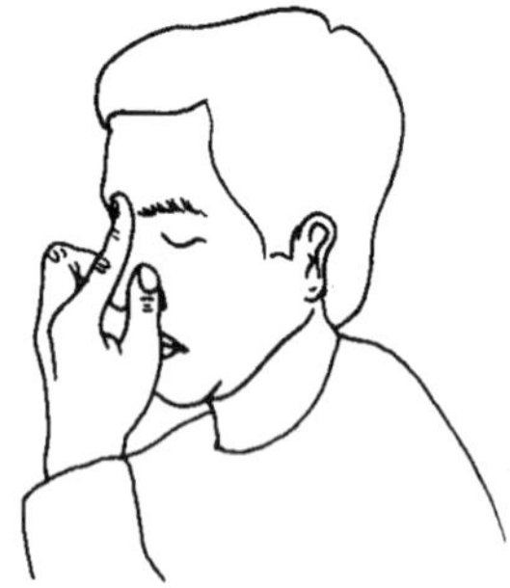

Ilustração 4-27
Massageie o meio do nariz.

D. O meio do nariz

Coloque o polegar e o dedo médio nas laterais do nariz, bem sobre o osso que corre perpendicularmente ao nariz. Coloque o dedo indicador sobre a extremidade superior do nariz. Inspire e aperte delicadamente. Expire e relaxe (Ilustração 4-27). Sinta e absorva no nariz o calor dos dedos. Isso pode aumentar a concentração e acalmar a mente.

E. As laterais do nariz

Nas laterais do nariz, use os dedos indicadores, massageando devagar para cima e para baixo de nove a 36 vezes, aumentando aos poucos o ritmo (Ilustração 4-28). Isso também ajuda a resolver problemas de fossas nasais obstruídas (nariz entupido). Não force muito no início, pois os tecidos sensíveis do local são muito delicados e facilmente se infeccionam. Massageie as laterais do nariz para cima e para baixo, até sentir aquecida a região; isso o ajudará no frio do inverno e toda manhã, assim que você se levantar.

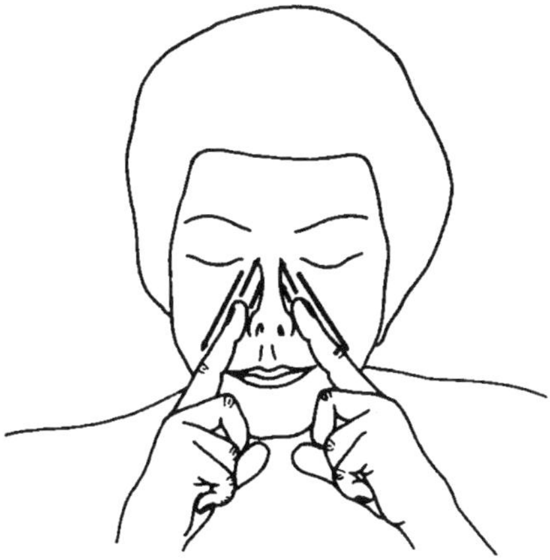

Ilustração 4-28
Massageie as laterais do nariz.

F. A parte de baixo do nariz

Massageie devagar a parte de baixo do nariz, e aumente aos poucos a pressão, cuidando para não se machucar. Massageie com força para um lado e para o outro, usando o dedo indicador em ângulo reto com o nariz, imediatamente sob ele (Ilustração 4-29). Isso ajuda a desobstruir as fossas nasais, resolvendo problemas de nariz entupido ou de coriza.

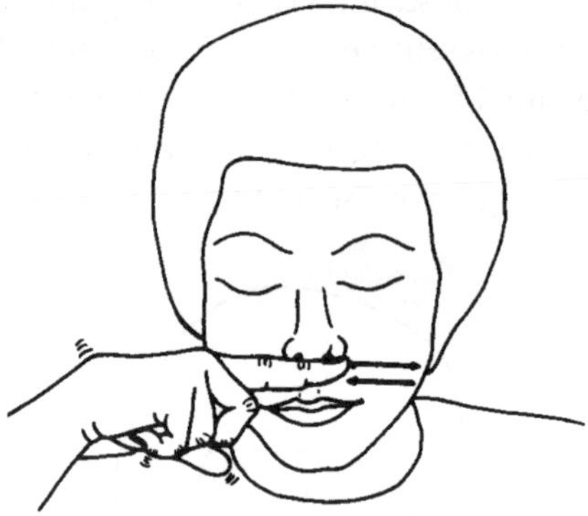

Ilustração 4-29
Massageie a parte de baixo do nariz.

VII. Os Ouvidos

Na China, acredita-se que uma pessoa de orelhas grossas e compridas terá vida longa e saudável, além de ter uma personalidade mais agradável. Os exercícios a seguir podem evitar a perda de audição que ocorre gradativamente com o envelhecimento. As orelhas são mapas de acupuntura de todo o corpo, contendo 120 pontos. Muitos acupuntores hoje usam somente os pontos da orelha para curar muitas enfermidades e também para o controle do peso.

A. A orelha

Repita o método de levar energia às mãos contraindo os lados esquerdo e direito do ânus.

1. Partes da frente e de trás: abra espaço entre os dedos indicador e anular e massageie simultaneamente as partes da frente e de trás das orelhas (Ilustração 4-30(1)).

2. Pavilhão da orelha: massageie as orelhas com todos os dedos. Isso estimula o sistema nervoso autônomo e aquece todo o corpo, especialmente em tempo frio (Ilustração 4-30(2)).

3. Lóbulo da orelha: usando o polegar e o indicador, puxe para baixo os lóbulos das orelhas (Ilustração 4-30(3)).

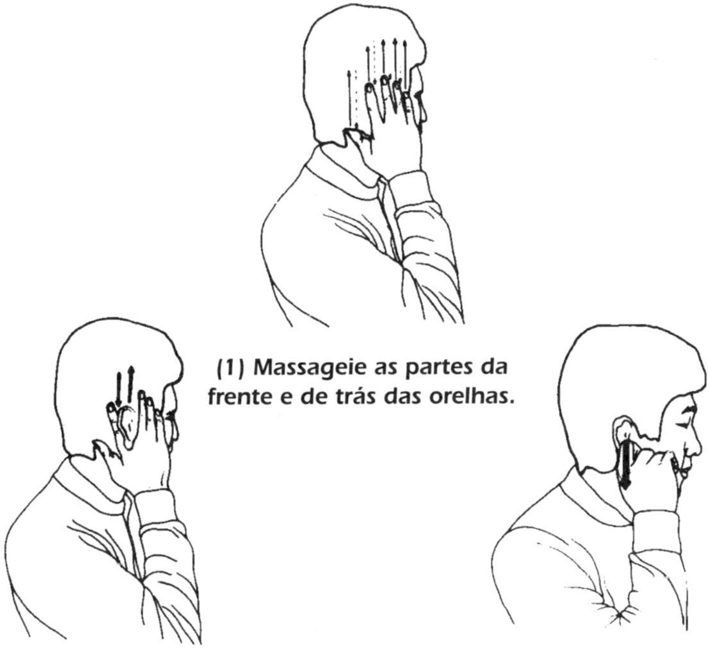

(1) Massageie as partes da frente e de trás das orelhas.

(2) Massageie o pavilhão da orelha.

(3) Puxe para baixo o lóbulo da orelha.

Ilustração 4-30

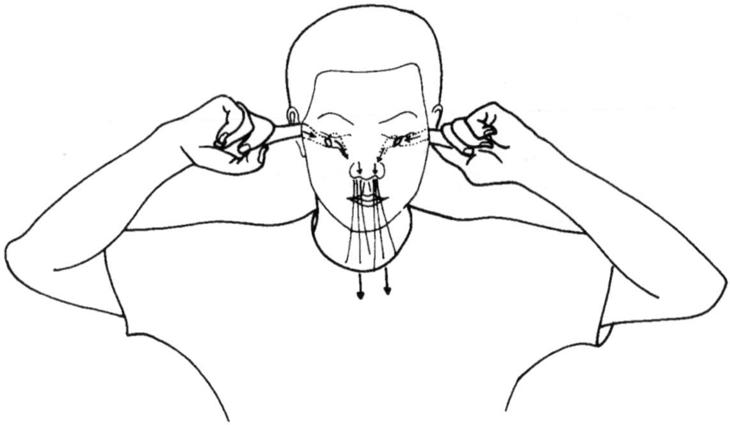

Ilustração 4-31
Exercício do tímpano.

4. Exercícios do tímpano: para exercitar o tímpano, repita o método de levar energia às mãos, contraindo os lados esquerdo e direito do ânus. Inspire e depois expire todo o ar. Enfie os dedos indicadores nos ouvidos; você deve ter a sensação de vácuo nos ouvidos. Se não tiver, inspire mais ar. Movimente os indicadores para a frente e para trás de seis a nove vezes, no ritmo que melhor lhe convier, até ter a sensação de que as partes internas dos ouvidos estão se movendo; a seguir tire os dedos num movimento súbito (Ilustração 4-31). Você deve ouvir um som explosivo, e vai perceber uma melhora na capacidade auditiva e no raciocínio.

B. O ouvido interno (Ilustração 4-32)

Repita a técnica de levar energia às mãos, contraindo os lados esquerdo e direito do ânus.

O lado interno do ouvido, sendo inacessível, geralmente não é exercitado e enfraquece com a idade. Esses dois exercícios usam a pressão e as vibrações do ar para fortalecer o ouvido interno. Os canais do ouvido, o canal nasal e a boca estão interligados; por isso nesse exercício usamos a pressão que se forma nos pulmões, levando-a de volta à boca, aumentando assim a pressão no tímpano. Veja a seguir como exercitar o ouvido interno.

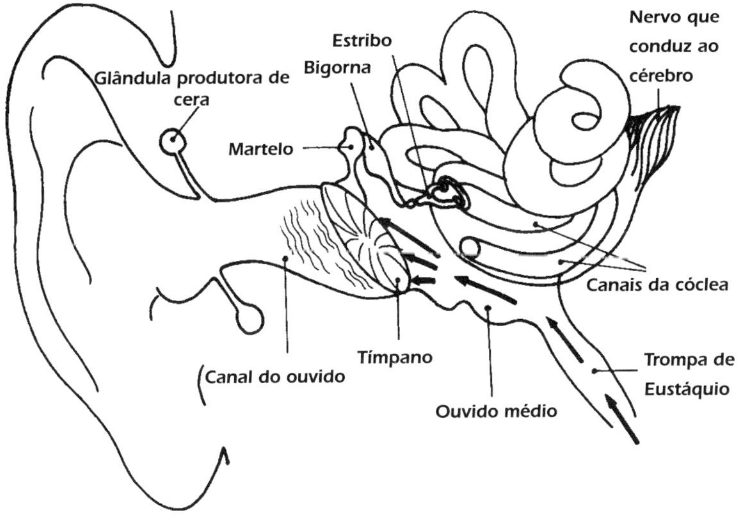

Ilustração 4-32
Diagrama do Ouvido Interno.

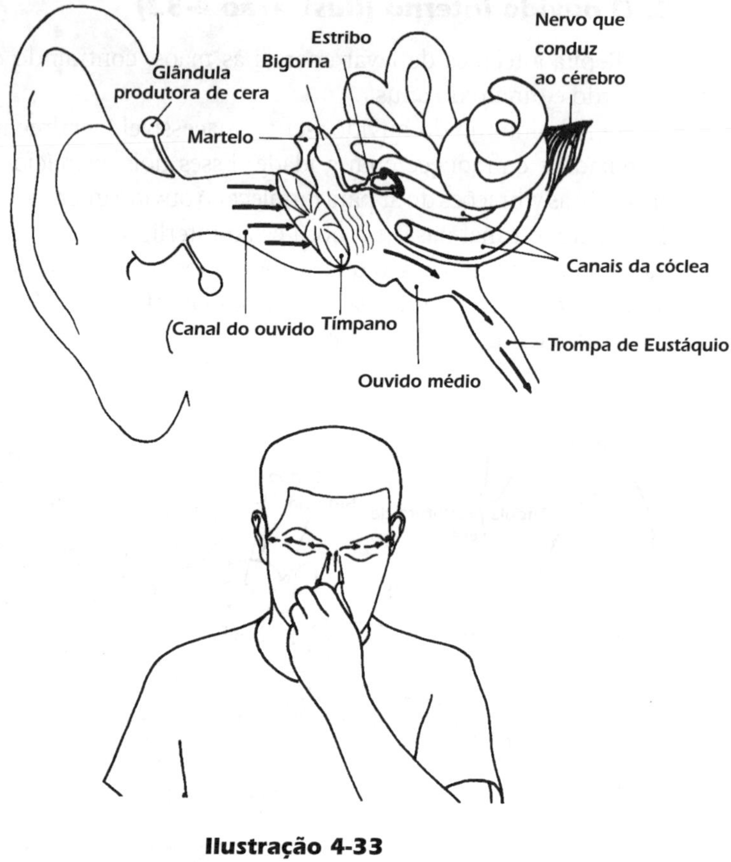

Ilustração 4-33
Exercício do ouvido interno.

1. Exercício do sopro: inspire, encha os pulmões e a cavidade nasal de ar; feche a boca e aperte as narinas com o indicador e o polegar. Force o ar devagar contra as narinas fechadas, depois engula o ar. Você deve sentir um leve estouro nos tímpanos. Repita de duas a três vezes (Ilustração 4-33). Não force muito, para não lesar os tímpanos. Para alcançar todos os benefícios desejados, os exercícios devem ser feitos com suavidade.

2. Exercício do sistema nervoso do ouvido: golpeando o tímpano. Cubra as orelhas com as palmas das mãos, os dedos apontando para a parte de trás da cabeça. Nessa posição, estale o dedo indicador contra o dedo médio, de modo que o indicador golpeie a borda inferior, ou osso occipital, do crânio. O ruído soará bem alto. O estalo do dedo ao atingir o osso irá provocar vibração, estimulando o sistema nervoso, os ouvidos e o mecanismo do ouvido interno. Repita nove ou mais vezes (Ilustração 4-34). O exercício equilibra a atividade do ouvido e beneficia a cavidade da apófise mastóide.

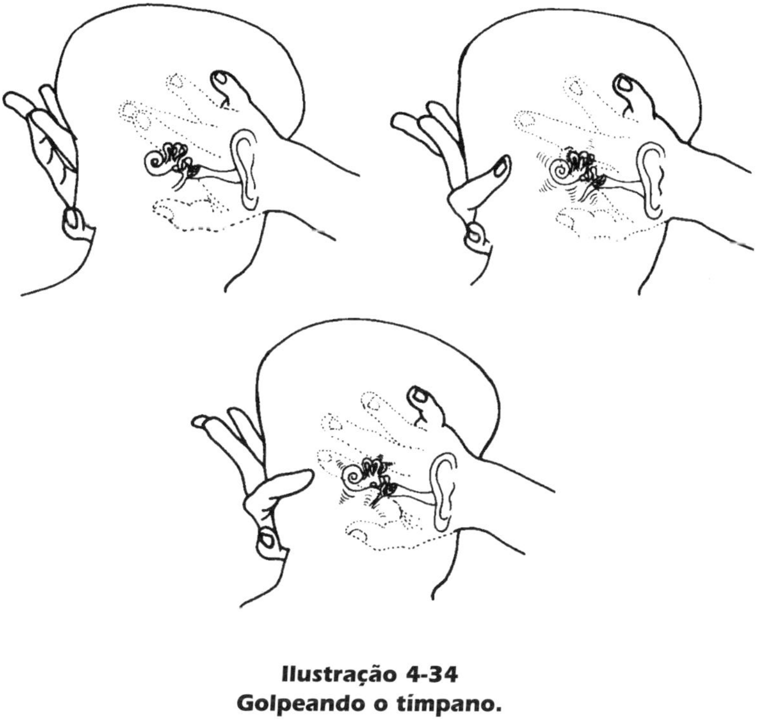

Ilustração 4-34
Golpeando o tímpano.

VIII. A Gengiva, a Língua, os Dentes

Para ter dentes sadios, é preciso ter gengivas sadias como base. Esses exercícios fortalecem tanto a gengiva quanto os dentes. Os dentes são a energia excedente dos ossos, e quando estão sadios, os ossos também se fortalecem. Quando os dentes e a língua estão sadios, o hálito também melhora, eliminando o mau odor.

Consideramos a saliva um forma essencial de energia, que lubrifica os órgãos e o aparelho digestivo. A língua é a abertura do coração, e ambos são feitos de tecidos semelhantes. Uma língua sadia e limpa fortalece os órgãos, especialmente o coração. Você deve limpar a língua duas vezes por dia com uma escova, ou raspá-la com um raspador e massageá-la com um abaixa-língua ou com o dedo limpo. Encontre os pontos dolorosos e massageie o local até sumir a dor.

A. Faça o Chi fluir para as mãos

Repita o procedimento para levar energia até as mãos, contraindo a região mediana do ânus.

B. A gengiva

Abra a boca e estique os lábios por sobre os dentes. Usando a ponta dos dedos (indicador, médio e anular), dê pancadinhas na pele em torno das gengivas superior e inferior. Continue até sentir calor na pele do local (Ilustração 4-35).

C. A gengiva e a língua

Massageie as gengivas superior e inferior com a língua. Depois, produza um pouco de saliva e pressione com força a língua contra o céu da boca, procurando exercitar a língua. Fortalecendo a língua, você fortalece o coração. Movimente a língua dentro da boca, massageando com força. Pressione a língua contra o céu da boca, enrije-

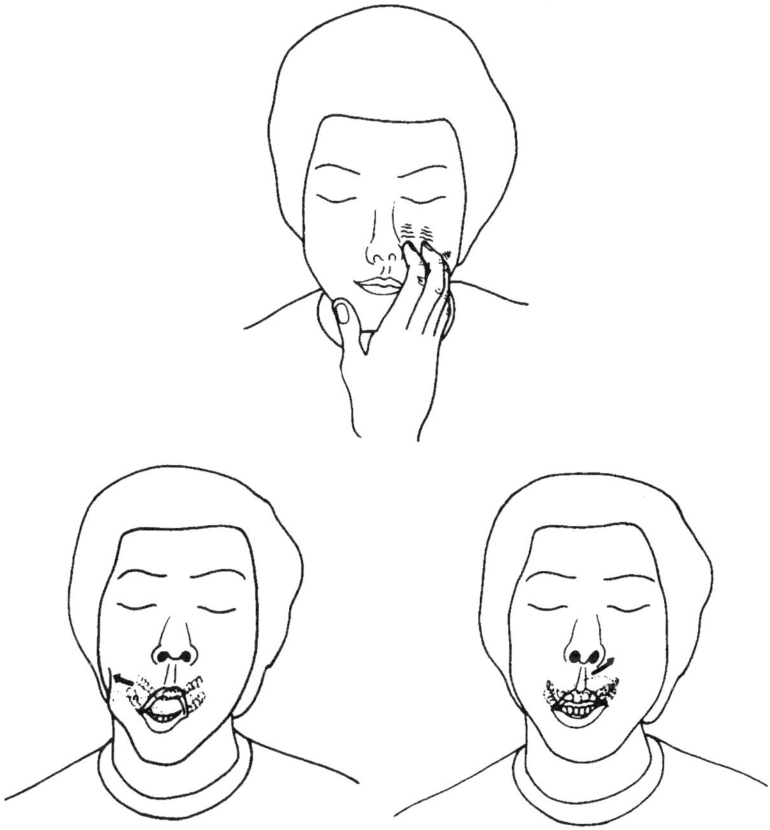

Ilustração 4-35
Exercício de massagem da gengiva
Usando a língua, massageie as gengivas superior e inferior.

ça os músculos do pescoço e engula a saliva. Isso lubrifica as glândulas e os órgãos digestivos.

D. A língua (Ilustrações 4-36 e 4-37)

Sentado, pouse as mãos nos joelhos, com as palmas para cima. Expire e endireite os braços, espaçando os dedos e mantendo as mãos sobre os joelhos. Abra a boca o mais possível e estique a língua para fora e para baixo, concentrando-se na garganta. Com a língua o mais esticada possível, olhe para a ponta do nariz. Todo o corpo deve estar tenso. Prenda a respiração o mais que puder, sem forçar. Relaxe e inspire, normalizando a respiração. Isso ajuda a fortalecer a garganta, a língua e a capacidade da fala. Esses exercícios ajudarão a melhorar o mau hálito, aperfeiçoando a fala.

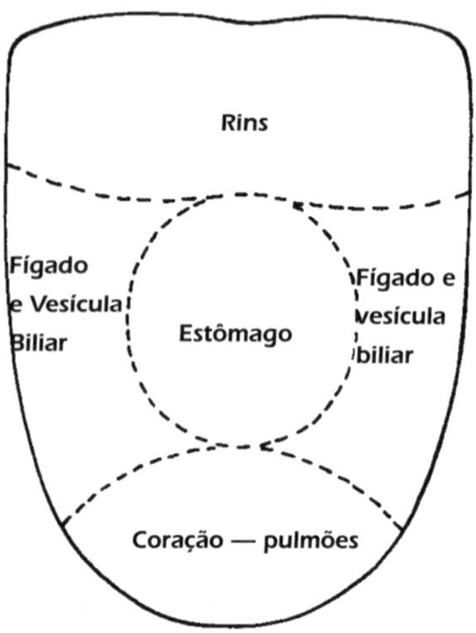

Ilustração 4-36
Diagrama das partes da língua e órgãos correspondentes.

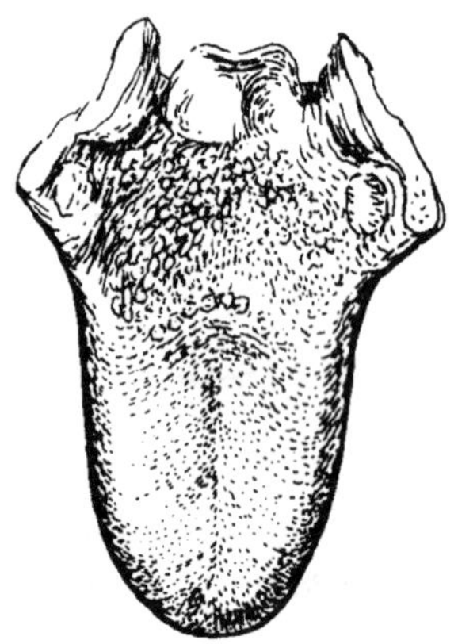

Ilustração 4-37
Língua.

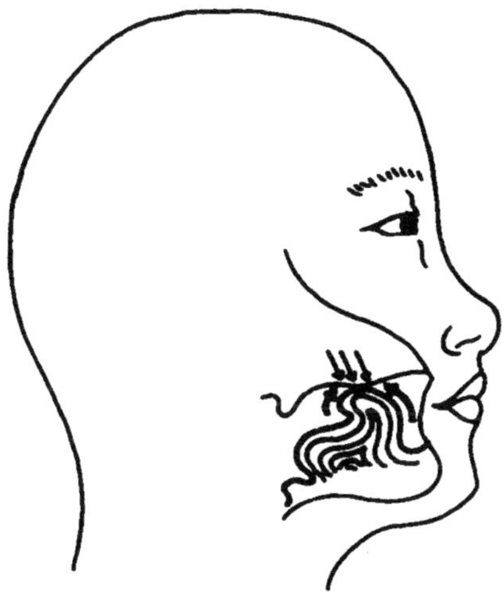

Ilustração 4-38
Pressione a língua contra o céu da boca.

Inspire, depois expire esticando a língua para fora e para baixo, o mais que puder. A seguir, recolha a língua e a enrole. Pressione a língua contra o céu da boca, com toda a força, contraindo a região mediana do ânus e o esôfago para ajudar a língua (Ilustração 4-38). Com mais prática, você conseguirá usar a força interior — a força dos órgãos — para empurrar a língua para cima. Como você vê, a língua, mesmo não tendo ossos, também pode ser exercitada.

E. Cerre os dentes

Relaxe os lábios. Una os dentes suavemente (Ilustração 4-39), depois aperte-os com força uns contra os outros (Ilustração 4-40), ao mesmo tempo que inala e contrai para cima a região mediana do ânus. Faça isso de seis a nove vezes. Movimente a língua e a boca para produzir bastante saliva. A técnica para engolir saliva é erguer a língua até o palato e engolir rapidamente, com um gole forte, enviando a saliva para o esôfago e o estômago. Sinta a saliva queimando, aquecendo todos os órgãos. Isso previne doenças na gengiva e fortalece os dentes; também alivia dores de dente.

F. Energia para os dentes

Feche a boca e encoste levemente os dentes uns nos outros. Direcione a energia para os dentes. Aos poucos, sinta o fluxo elétrico de energia no local.

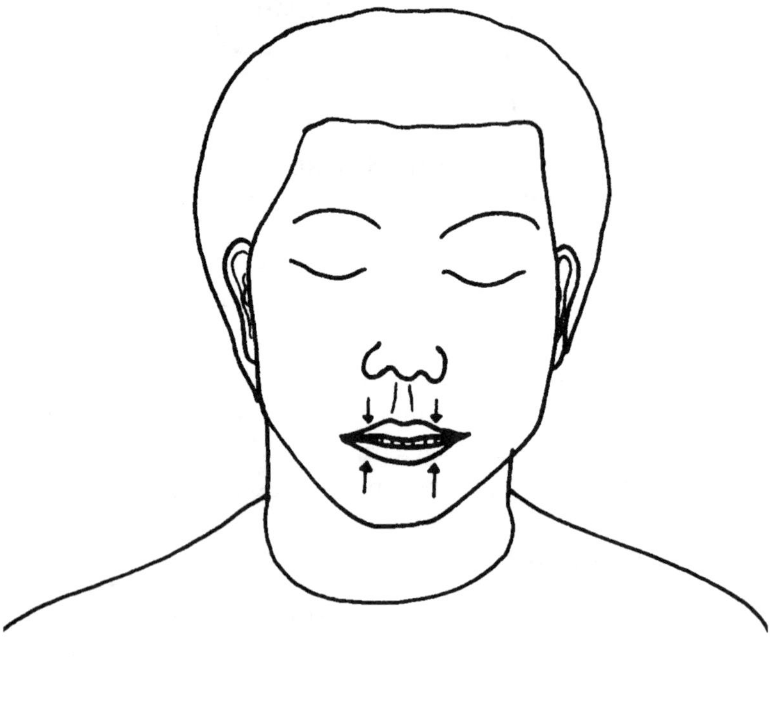

Ilustração 4-39
Una levemente os dentes.

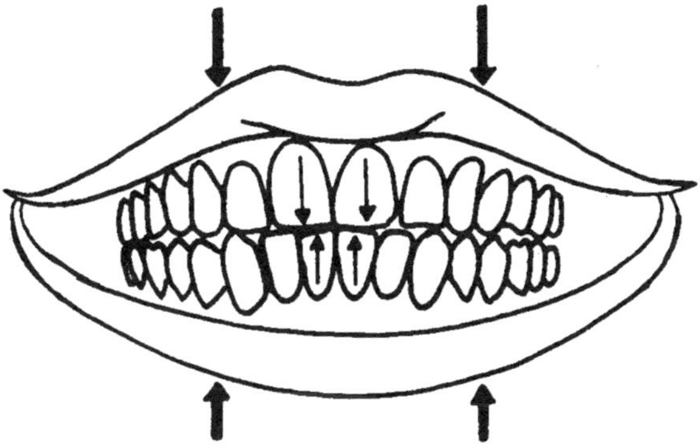

Ilustração 4-40
Cerre os dentes com força.

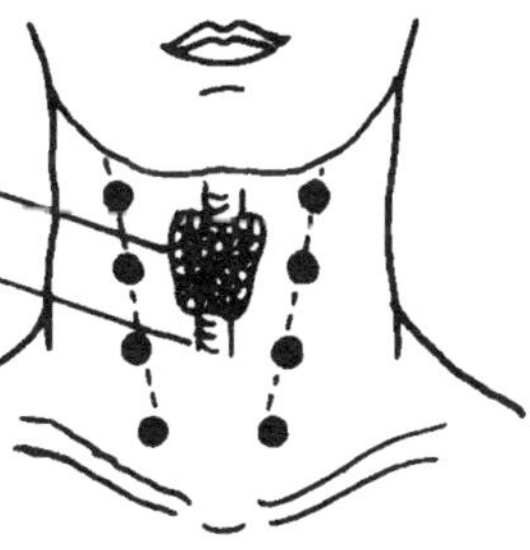

Ilustração 4-41

IX. O Pescoço

A. A tireóide e as paratireóides

Sedes da coragem, o poder da fala (Ilustração 4-41).

O pescoço suporta o tráfego mais constante do organismo e é a sede das glândulas tireóide e paratireóides (Ilustração 4-42). Quando você massageia a região, aumenta o metabolismo do organismo. A tensão no pescoço também pode ser provocada por desequilíbrios emocionais. Quando ficamos tensos e nervosos, estamos de fato reagindo a emoções negativas como a raiva, o medo e a tristeza. O pescoço é como um ponto de congestionamento no trânsito. Todos os sinais, além das emoções, têm de passar por ali. Sob *stress* ou pressão emocional, o pescoço começa a acumular e congestionar a tensão. Inconscientemente, os músculos do pescoço se retesam, tentando bloquear a dor. Manter o pescoço relaxado favorece o fluxo do Chi ao centro superior localizado no cérebro, conservando a mente e o corpo em harmonia.

A tensão no pescoço pode deixá-lo menos corajoso. Quando o pescoço está tenso, a expressão verbal fica bloqueada na garganta. Com o fluxo apropriado de Chi, podemos nos expressar corretamente, na hora e no local precisos.

Pelo pescoço passam muitos meridianos, e a região é o canal para o fluxo do Chi dos órgãos. No centro fica o meridiano Regencial. Nos lados ficam o meridiano da bexiga, o do triplo aquecedor e o do intestino grosso. As emoções que passam pelos meridianos do pescoço podem se retesar, acumulando-se ali.

Emoção:	Órgão/órgão associado:
Raiva	Fígado/vesícula biliar
Medo	Bexiga/rins
Pesar	Intestino grosso/pulmões
Precipitação	Coração/intestino delgado/triplo aquecedor
Preocupação	Baço/estômago/pâncreas

B. Faça o Chi fluir para as mãos

Execute a técnica de levar a energia até as mãos e contraia a região frontal do ânus.

C. O pescoço inteiro

Afaste os polegares dos outros dedos. Alternando as mãos, deslize rapidamente a mão pelo pescoço, do queixo até a base, de nove a 36 vezes (Ilustração 4-42).

D. O meio do pescoço

Alternando as mãos, rapidamente deslize os três dedos do meio pela região mediana do pescoço, do queixo até a base, de nove a 36 vezes. As glândulas tireóide e paratireóides ficam na seção frontal do pescoço. Use o polegar e os outros três dedos para massagear essas glândulas. Ache os pontos dolorosos e os massageie até senti-los abertos. A massagem dessa região ajuda a aumentar o metabolismo e a capacidade da fala.

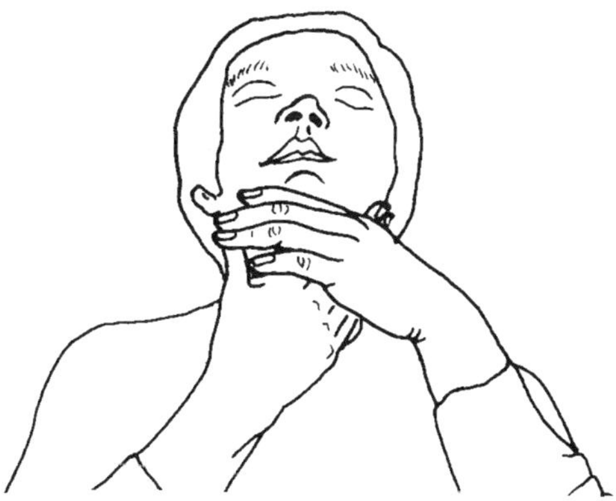

Ilustração 4-42
Deslize a mão por sobre o pescoço, do queixo à base.

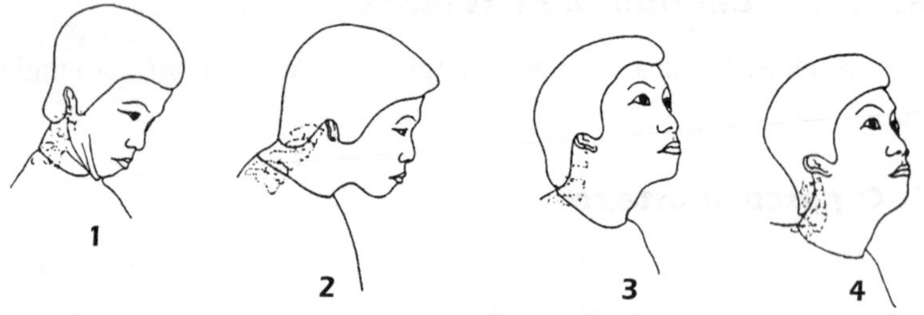

Ilustração 4-43
Pescoço de tartaruga.

E. O Pescoço de tartaruga

Abaixe o queixo, depois estique-o para a frente e para cima (Ilustração 4-43). Sinta a coluna ser pressionada para baixo e depois esticar-se. Isso ajuda a relaxar as vértebras e os discos do pescoço.

F. O Pescoço de grou

Estique o queixo para a frente, girando-o para baixo, para cima e depois novamente para a frente (Ilustração 4-44). Sinta a coluna esticar-se e depois contrair-se.

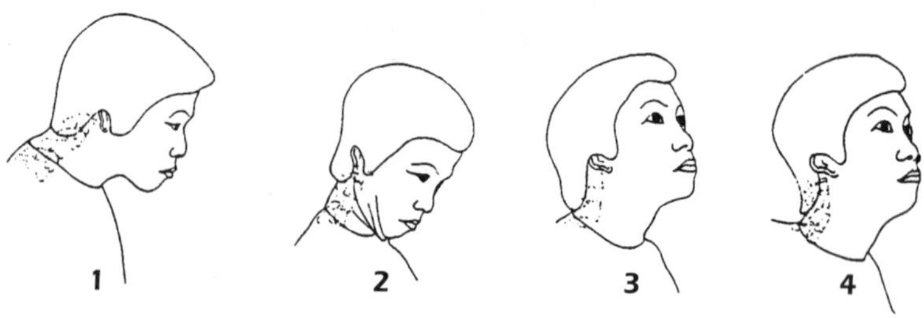

Ilustração 4-44
Pescoço de grou.

G. Massageie o pescoço

Massageie os pontos da parte de trás do pescoço e das costas, ao longo das vértebras cervicais. Comece pelos ombros e suba até a base do crânio (Ilustração 4-45). Use os punhos para golpear de leve o pescoço (Ilustração 4-46). Ache os pontos dolorosos e de tensão, massageando até afrouxá-los. Isso ajudará bastante a aliviar a tensão do pescoço, contribuindo para a eliminação dos acúmulos tóxicos dessa região — causas de muitas dores de cabeça.

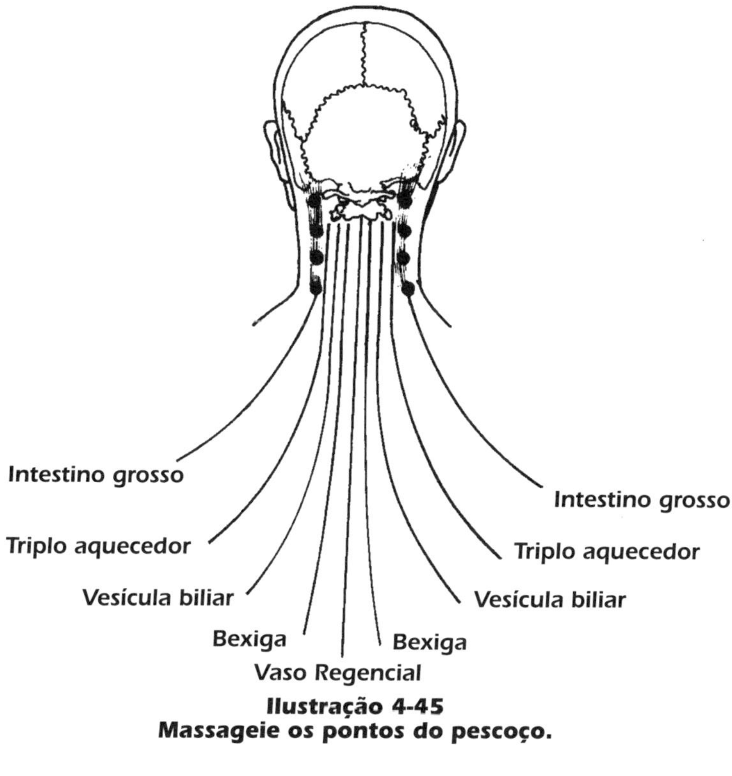

Ilustração 4-45
Massageie os pontos do pescoço.

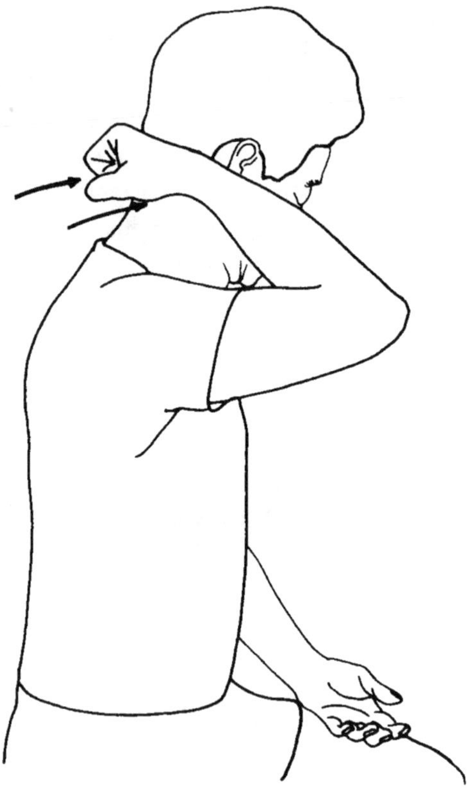

Ilustração 4-46
Dê leves pancadinhas com o punho na região do pescoço.

X. Os Ombros

Muitas pessoas, em virtude da tensão e da preocupação, têm ombros retesados e eretos. Para aliviar a tensão, eleve os ombros, pressionando-os contra a região do pescoço, retesando os músculos do pescoço e dos ombros. Segure um momento, exale todo o ar e relaxe os ombros, deixando-os cair pela força da gravidade como um saco de batatas (Ilustração 4-47). Sinta a tensão, a preocupação e o *stress* saindo pelos pés e escorrendo pelo chão. Sinta-se em harmonia. Faça isso de três a nove vezes, que a tensão e a preocupação certamente irão desaparecer.

Relaxe os ombros e o peito, expire e relaxe ainda mais, até sentir que a tensão se foi.

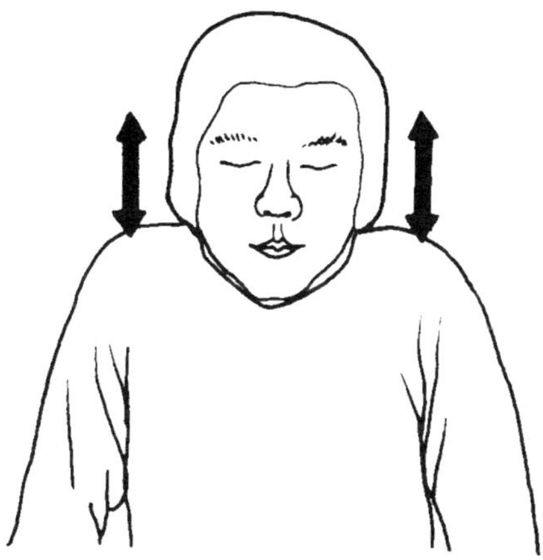

Ilustração 4-47
Deixar cair os ombros ajuda a aliviar a tensão e a preocupação.

5

Desintoxicação dos Órgãos e das Glândulas

Tapas e pancadas leves nas regiões dos órgãos e das glândulas ajudam a agitar o sedimento tóxico, aumentando a circulação e o fluxo de Chi nesses locais. As pessoas que praticam a automassagem chi afirmam que conseguem curar-se de muitas doenças crônicas, que são bem difíceis de tratar com a medicina convencional.

I. A Glândula do Timo

A glândula do timo controla o sistema imunológico e está ligada à longevidade (Ilustração 5-1). Normalmente o timo se atrofia depois da infância. Nos níveis mais elevados da prática taoísta, o timo pode voltar a crescer. Isso ajuda a conservar a saúde e a vitalidade, sustentando elevada espiritualidade. Bater de leve na região do timo pode ajudar a aumentar a atividade, favorecendo a secreção hormonal.

Ilustração 5-1

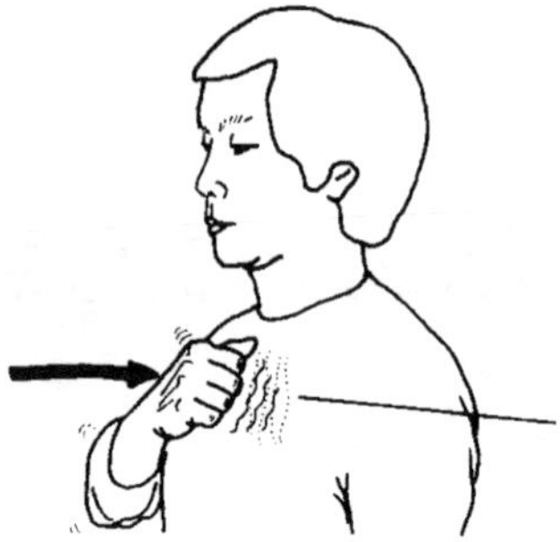

A. Direcione a energia para as mãos com a técnica usual, contraindo a região frontal do ânus, e leve o Chi até o timo.

B. Feche o punho, inspire e dê leves pancadas no centro da região superior do peito, da clavícula aos mamilos, de seis a nove vezes. Não fale enquanto estiver praticando, para não provocar lesões.

II. O Coração

Dar leves tapas num órgão estimula a liberação de toxinas, o que possibilita que o órgão se regenere e se recupere. Ao fazer esses exercícios, lembre-se de que a força dos tapas ou pancadas leves deve ser controlada para não provocar lesões.

A. Faça o procedimento de condução de energia para as mãos, contraindo o lado esquerdo do ânus e levando o Chi ao coração.

B. Bata de leve no coração com a mão espalmada, de seis a nove vezes (Ilustração 5-2). Não fale.

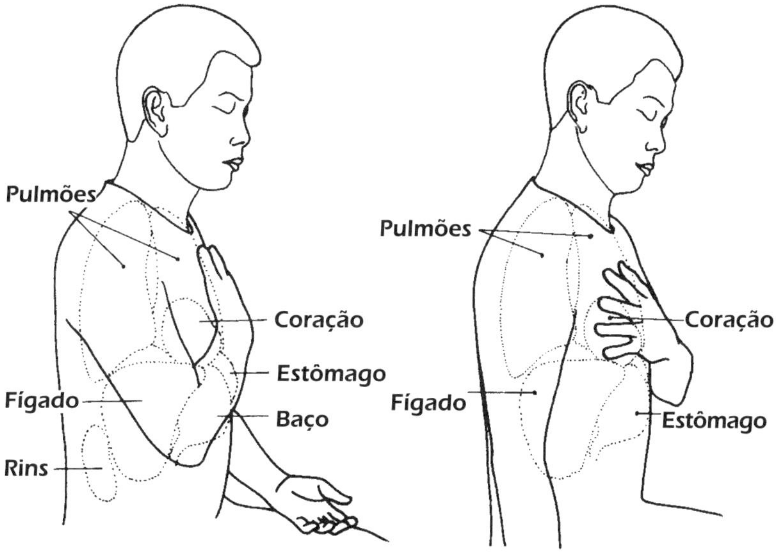

Ilustração 5-2
Dê leves tapas nas regiões do coração, dos pulmões e do fígado.

III. Os Pulmões

A. Faça fluir energia até as mãos, contraindo o lado direito do ânus e levando o Chi aos pulmões.

B. Com a palma da mão, dê leves tapas na região do pulmão direito, subindo e descendo, controlando a força para não doer (Ilustração 5-2). Não fale. Contraia o lado esquerdo do ânus e repita o procedimento na região do pulmão esquerdo. Isso pode ajudar a eliminar o muco, limpando os pulmões.

IV. O Fígado

A. Faça a energia fluir para as mãos, contraindo o lado direito do ânus e levando o Chi até o fígado.

B. Com a palma da mão, dê leves tapas abaixo da caixa torácica, no lado direito (Ilustração 5-2). Não fale. Isso pode ajudar a desintoxicar o fígado.

V. O Estômago, o Baço e o Pâncreas

A. Faça fluir energia até as mãos, contraindo a região mediana do ânus.

B. Contraia o ânus no lado esquerdo e dê leves tapas no baço, no pâncreas e no estômago. Ponha uma mão em cima da outra e massageie a região abaixo da caixa torácica, do centro à esquerda, depois da esquerda ao centro (Ilustrações 5-3 e 5-4).

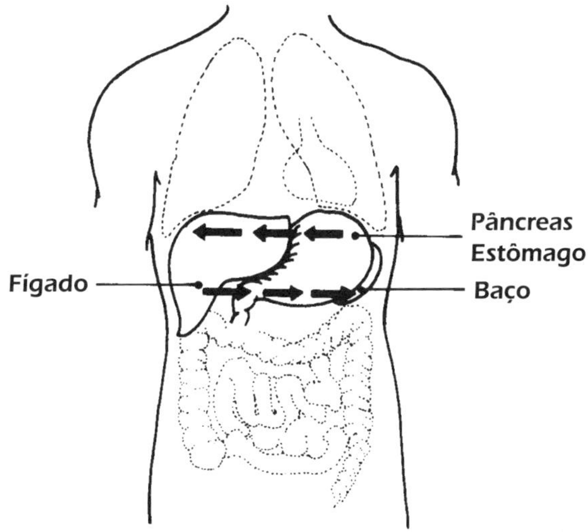

Ilustração 5-3
Massageie o estômago, o baço e o pâncreas.

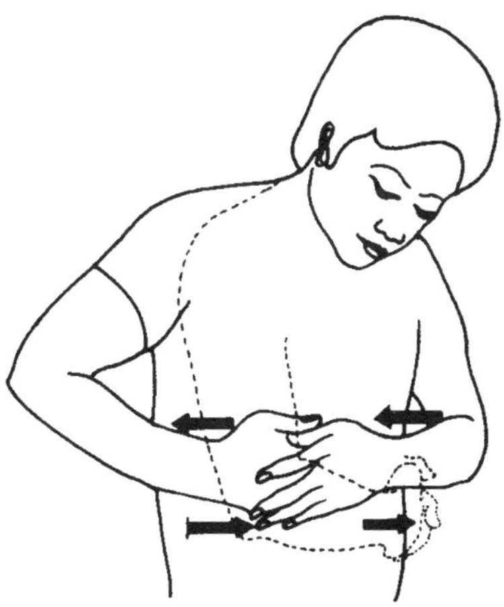

Ilustração 5-4
Massageie de um lado para o outro a região do fígado, do estômago e do baço.

VI. Os Intestinos Grosso e Delgado

A. Leve energia até as mãos, contraindo todo o ânus.

B. Intestino delgado: com as mãos juntas, massageie um pequeno círculo em torno do umbigo, primeiro em sentido horário, depois anti-horário.

O intestino delgado é um dos tubos mais longos do aparelho digestivo. Alimentação descuidada, excesso de comidas quentes ou laticínios, ou falta de alimento fibroso acabam gerando muco, que adere às paredes do intestino, bloqueando a absorção dos nutrientes e tornando lenta a digestão. O acúmulo de muco é como uma bola de neve que fica cada vez maior, transformando-se no final numa massa que retarda o fluxo no aparelho digestivo.

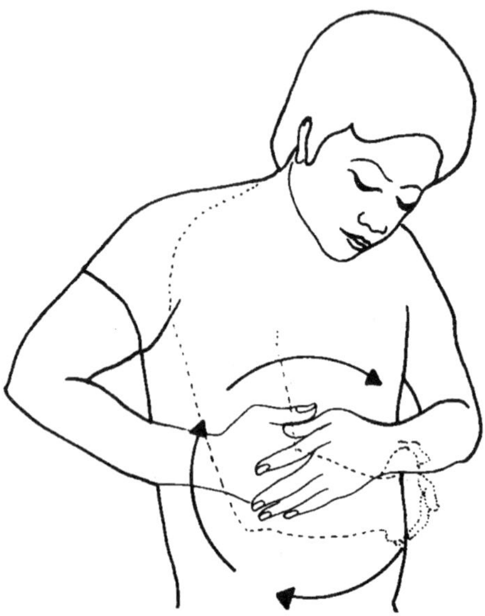

Ilustração 5-5
Massageie o abdômen.

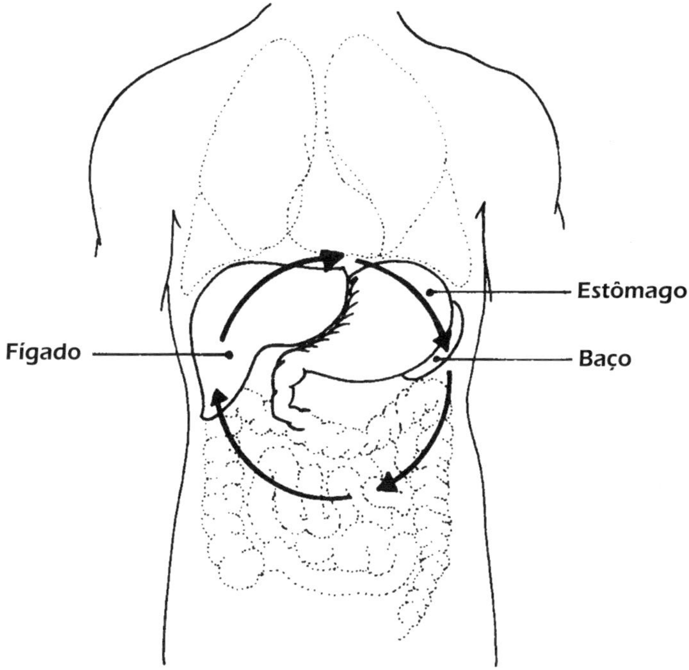

Ilustração 5-6

C. Intestino grosso: ponha uma mão em cima da outra e massageie o abdômen num grande círculo. Comece pelo lado direito inferior e vá subindo num círculo no sentido horário (Ilustrações 5-5 e 5-6). Isso irá movimentar a energia armazenada no intestino, aliviando a constipação. Em casos de diarréia, massageie no sentido anti-horário. Caso tenha evacuação normal, massageie nos dois sentidos. Esses exercícios aumentam a absorção e dissolvem os acúmulos que aderem às paredes do intestino grosso.

VII. Os Rins

Os rins ajudam a filtrar resíduos do sangue. Caso haja excesso de resíduos no organismo, os rins nada conseguem filtrar. Os resíduos então acabam se acumulando nos dutos e canalículos dos rins, debilitando a saúde deles. Dando leves pancadinhas na região renal, agitamos os sedimentos nocivos e ajudamos a prevenir o mal funcionamento dos rins.

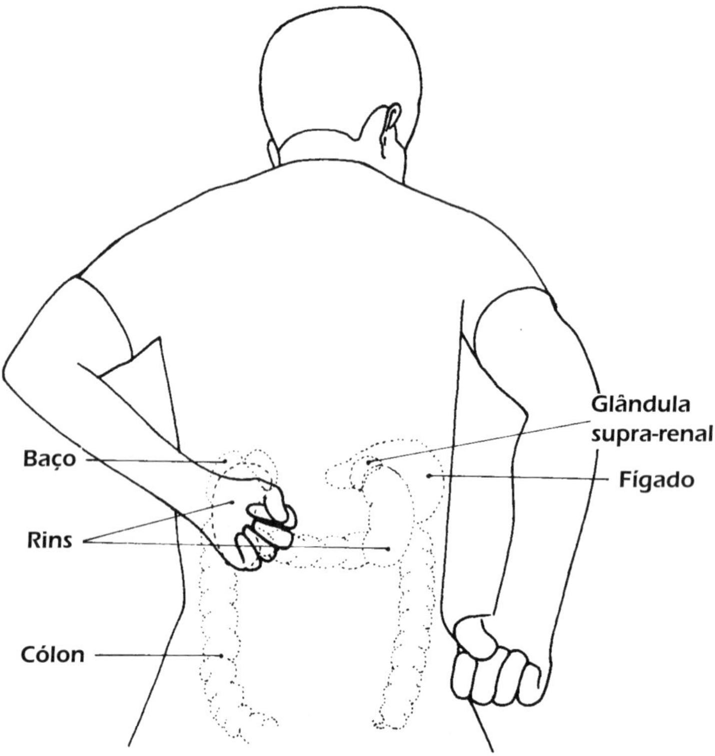

Ilustração 5-7
Dar leves pancadas nos rins ajuda a agitar e a eliminar os sedimentos.

A. Faça a energia fluir às mãos, contraindo os lados esquerdo e direito do ânus.

B. Localize nas costas os rins, pouco acima da costela inferior, ou da costela flutuante, de ambos os lados da coluna. Feche a mão e golpeie os rins com as costas do punho, entre o pulso e os nós dos dedos (Ilustração 5-7). Alternando as mãos, controle a força para não doer. Isso ajuda a agitar e soltar os sedimentos, os cristais e o ácido úrico que se acumulam nos rins. Também fortalece os rins e alivia a dor nas costas.

C. Esfregue as mãos para aquecê-las. Depois massageie os rins com a palma das mãos, para cima e para baixo, até a região ficar aquecida.

VIII. O Sacro

Na escola taoísta, o sacro é considerado uma região extremamente importante. Ele é uma bomba que ajuda a levar o humor espinhal e a energia (Chi) ao cérebro. É também a junção onde os órgãos sexuais, o reto e as pernas se unem. A dor ciática, que se estende pelas pernas, tem origem no sacro; portanto, fortalecendo-o é possível aliviar essa forte dor.

A. Leve energia até as mãos, contraindo a região traseira do ânus rumo ao sacro.

B. Feche as mãos e, alternando-as, golpeie de leve os dois lados do sacro com o nó dos dedos. Primeiro trabalhe na região dos oito orifícios sacros, depois no hiato, a depressão na parte inferior do sacro. (Ilustração 5-8.)

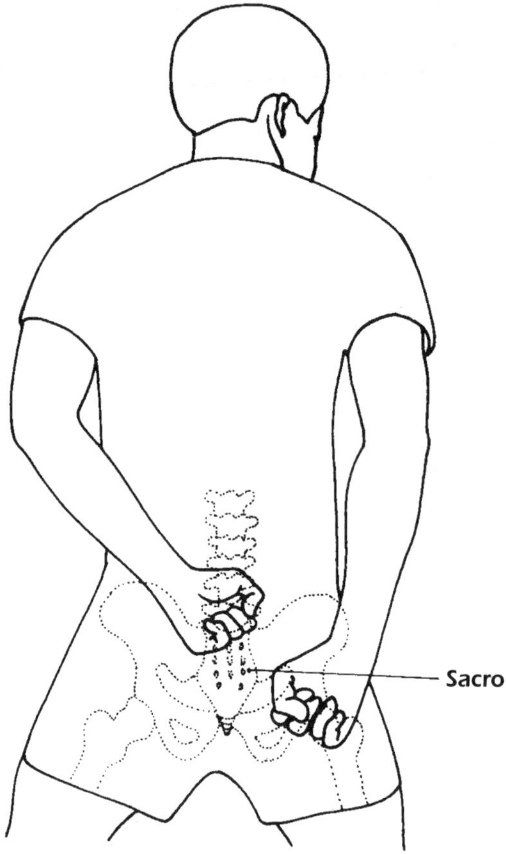

Ilustração 5-8
Golpear o sacro pode ajudar a fortalecer os nervos ciáticos.

6

Os Joelhos e os Pés

I. Os Joelhos Também Acumulam Toxinas

As toxinas tendem a se acumular nos membros inferiores por causa da desaceleração da circulação em virtude da gravidade. Os locais mais comuns são as partes de trás dos joelhos. Dando leves tapas nesses locais é possível pulverizar as toxinas. O organismo irá então eliminá-las pela urina, pelas fezes e pelo suor.

A. Faça o Chi fluir até as mãos

Leve energia até as mãos; não faça contrações.

B. Atrás dos joelhos

Estique a perna e apóie-a numa cadeira ou mesa baixa. Depois dê tapinhas vigorosos na parte de trás do joelho de nove a dezoito vezes (Ilustração 6-1). Embora doa, é extremamente eficaz na liberação de toxinas que se acumulam ali. Essa liberação pode ser indicada pelo surgimento de um ponto roxo. Seja prudente ao calcular a força, para não exagerar. Repita o exercício no outro joelho.

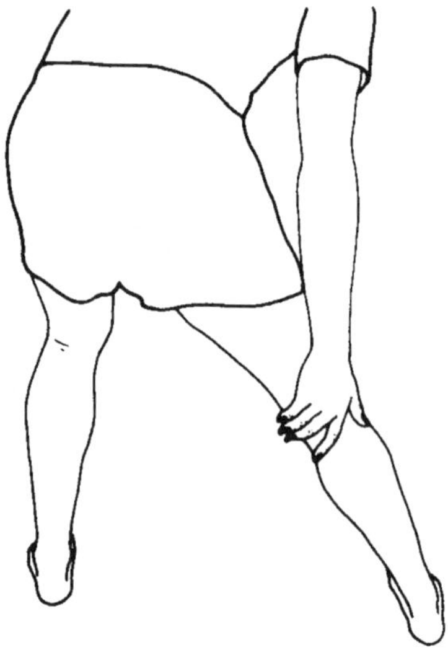

Ilustração 6-1
Dar tapas vigorosos na parte de trás do joelho ajuda a liberar as toxinas.

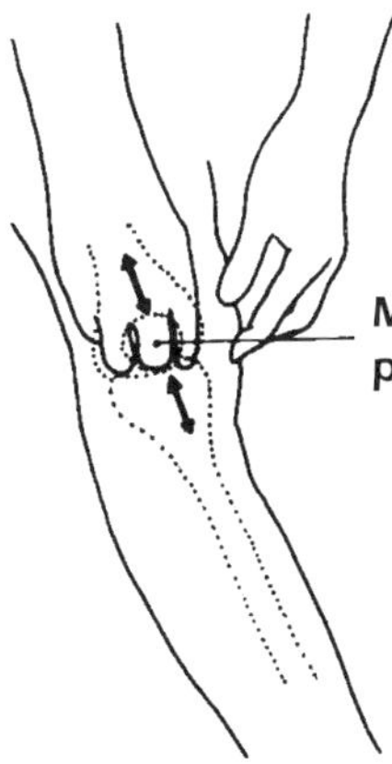

Ilustração 6-2

C. Massagem da rótula

Massageie a rótula até aquecê-la. Pouco sangue circula ali, e a região tende a ser bem vulnerável. Essa técnica a fortalece. Massageie a outra rótula.

D. Movimente as rótulas

Relaxe as rótulas, depois movimente-as para cima e para baixo, para a esquerda e para a direita, e em círculo (sentidos horário e anti-horário) (Ilustração 6-2).

E. Massageie os joelhos

As quedas muitas vezes acontecem por causa de joelhos fracos. Massagear os joelhos melhora a estabilidade e a flexibilidade.

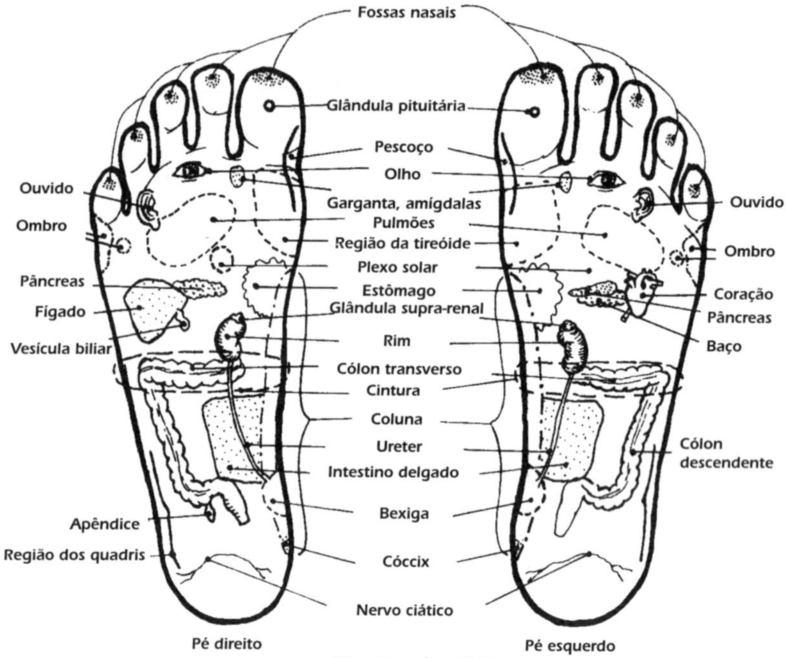

Ilustração 6-3
Os pés são o reflexo de todos os órgãos, glândulas e membros do corpo.

II. Os Pés, as Raízes do Corpo

Pés e tendões fortes aumentam a estabilidade, ligando a pessoa à energia terapêutica da terra. Os pés são o reflexo de todos os órgãos, glândulas e membros do corpo (Ilustração 6-3). São como controles remotos. A massagem ajuda a estimular os órgãos e as glândulas, melhorando a circulação.

A. Faça o Chi fluir para as mãos

Direcione a energia às mãos; não faça contrações.

B. Massageie os pés

Tire os sapatos e as meias e massageie as porções superior e inferior de cada pé com os polegares e os dedos. Não se esqueça de massagear o ponto do rim, o local dolorido no centro da sola do pé, mais próximo da ponta (Ilustração 6-4). Caso você esteja com pressa, massageie integralmente cada pé, esfregando vigorosa e cuidadosamente a sola apoiada sobre o outro pé, indo do calcanhar ao peito e aos dedos. As solas dos pés têm meridianos energéticos que percorrem todo o corpo. Se encontrar pontos dolorosos, massageie até a dor sumir. Isso ajuda a eliminar qualquer bloqueio ao fluxo do Chi.

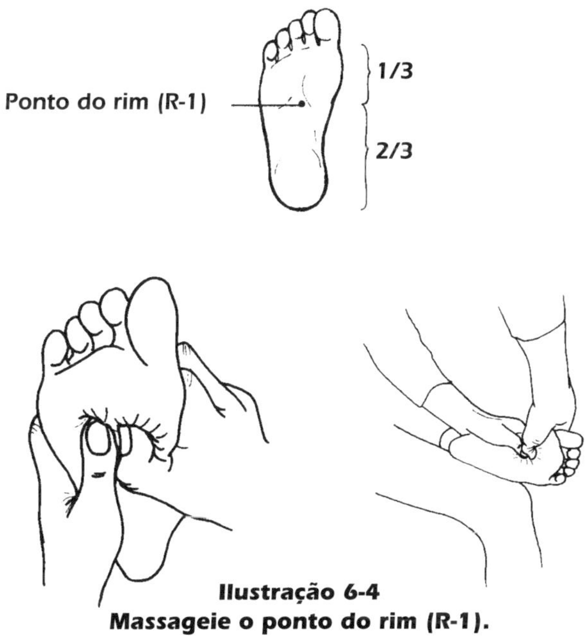

Ilustração 6-4
Massageie o ponto do rim (R-1).

C. Estique os dedos

Estique e separe todos os dedos do pé, especialmente os quatro menores; depois solte. Repita de seis a nove vezes. Isso é especialmente benéfico para os tendões dos pés (Ilustração 6-5).

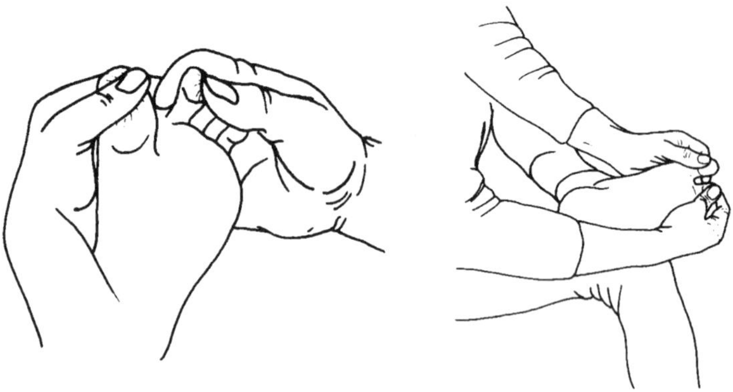

Ilustração 6-5
Separe todos os dedos dos pés, esticando-os.

D. O dedão e o segundo dedo

Massageie rapidamente e ao mesmo tempo o dedão e o segundo dedo de cada pé. É um bom exercício para fazer nos momentos de folga do dia.

E. Esfregue um pé no outro

Mantenha os pés quentes esfregando um no outro. Isso ajuda a estimular todos os órgãos do corpo.

7

Constipação

I. Uma Importante Causa do Stress

A constipação é uma das principais causas do *stress*. A chave da boa saúde é um cólon limpo. A maior parte dos profissionais de saúde acredita que até 90% das doenças são causadas pela constipação e por cólons pouco saudáveis.

A vida moderna — a selva de concreto na qual comemos alimentos refinados, poucas fibras, muita carne, poucas verduras, frutas e legumes frescos — nos faz ter menos Chi. Reduz-se a pressão do Chi que faz circular os humores e funcionar todos os aparelhos do organismo. Assim, o estômago não tem Chi suficiente para digerir o alimento; o intestino delgado reduz o ritmo de absorção dos nutrientes; e o intestino grosso e o reto não têm pressão suficiente para expelir os resíduos. Se esses resíduos se acumulam no cólon, o organismo reabsorve as toxinas. Essas toxinas reabsorvidas afetam primeiro o fígado, que, acumulando substâncias nocivas, produz emoções negativas como a raiva, o mau humor e a ansiedade. Depois é afetado o sangue, que fica cheio de resíduos e toxinas, prejudicando assim as funções dos outros órgãos, reduzindo sua capacidade de desempenhar suas funções e provocando *stress* e nervosismo.

II. A Constipação Provoca Retraimento e Reduz a Receptividade

Pessoas que se retraem, que se mostram mesquinhas e apegadas às coisas sempre retêm toda espécie de lixo desnecessário. Esse tipo de pessoa guarda os problemas consigo, tornando-se emocionalmente instável. A causa pode ser uma prisão de ventre crônica.

O modo de acabar com esse tipo de constipação é tentar resolver diariamente os problemas e falar com franqueza de forma gentil, para que o Chi preso nos órgãos possa fluir. Muitas pessoas aprendem hoje a falar com franqueza, mas de modo pouco gentil. Isso gera mais problemas e mais prisão de ventre. Ter paz mental possibilita que você resolva os problemas tranqüilamente, podendo falar francamente e de modo simpático.

III. A Constipação o Faz Envelhecer Mais Rápido

Todas as toxinas que ficam retidas acumulam-se no organismo: na pele, deixando-a áspera em vez de lisa; na região do pescoço e dos ombros, provocando cefaléia e dores nos ombros e em outros locais. Elas provocam um enrijecimento de todo o organismo.

A ótima sensação de um cólon limpo faz o Chi fluir e contribui para que todo o seu dia seja agradável, fácil e feliz.

IV. Massagem Abdominal — o Prodígio Terapêutico

A massagem abdominal é uma das melhores maneiras de resolver o problema da prisão de ventre. No início talvez você evacue fezes pretas ou escuras. Isso significa que finalmente evacuou substâncias que estavam presas nas paredes dos intestinos havia muito tempo.

Quando sentir vontade de ir ao banheiro, vá simplesmente. Muitas pessoas gostam de segurar até passar a vontade. Assim, elas têm de segurar a evacuação até a próxima vez, ou até o dia seguinte. É preciso cultivar o hábito de evacuar todo dia; o melhor período é a manhã.

Você pode fazer a massagem abdominal imediatamente antes de ir dormir e logo depois de se levantar da cama. Geralmente logo depois da massagem matinal, você sente vontade de ir ao banheiro.

A. Deite-se com o rosto para cima

Deite-se com o rosto para cima, encolha as pernas e mantenha os pés afastados na largura dos ombros.

B. Esfregue as mãos até aquecê-las

Esfregue as mãos até aquecê-las, depois massageie o intestino grosso e o reto, começando pelo lado esquerdo inferior; depois suba e passe ao lado direito, descendo então à região inferior (Ilustração 7-1). Massageie em sentido horário de nove a dezoito vezes. Caso sinta uma região dolorida, ou um nó, demore-se mais tempo no local, massageando até passar a dor. Use a mente para ajudar a orientar o fluxo de Chi, segundo o sentido do fluxo do intestino grosso.

C. Massageie o intestino delgado

Para massagear o intestino delgado, divida o abdômen em três partes (Ilustração 7-2). Massageie da linha esquerda à direita. Com os dedos médio e indicador, massageie em movimento circular para cima, para baixo e de novo para cima, passando depois à linha seguinte. Repita de três a nove vezes. Caso ache pontos doloridos ou nós, massageie nos sentidos horário e anti-horário até a dor ou o nó sumir. Vá devagar caso já tenha sofrido alguma cirurgia no abdômen; faça somente o que possa suportar.

Caso ache um grande nó, cubra-o com a palma da mão e durma nessa posição; isso irá amolecer o nó e aliviar a dor, possibilitando uma evacuação mais fácil no dia seguinte.

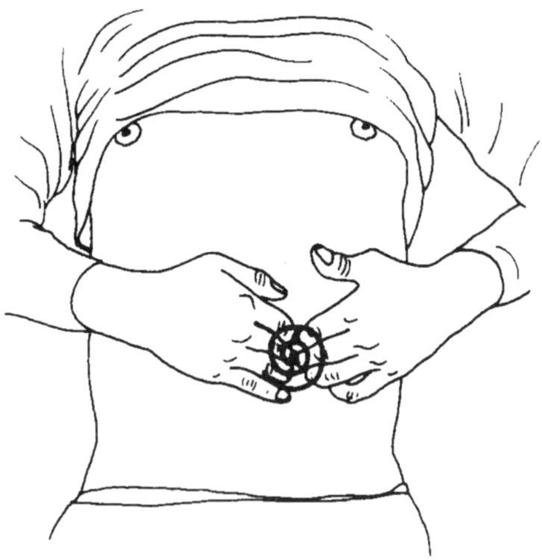

Ilustração 7-1
Comece a massagem pela região inferior esquerda; depois suba, passe ao lado direito e desça novamente.

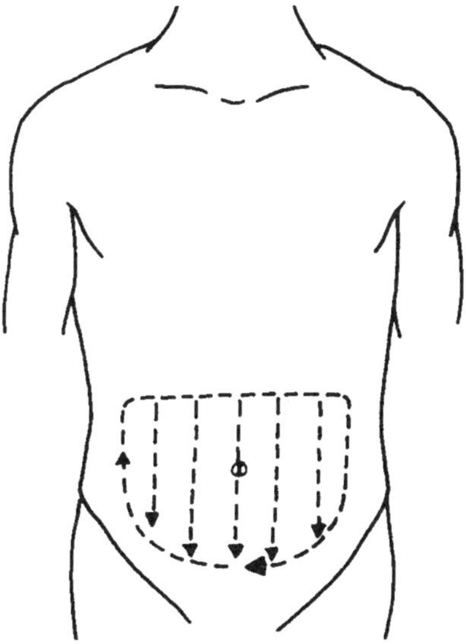

Ilustração 7-2
Divida o abdômen em três partes.

V. Faça Massagem Durante a Evacuação

Quando estiver sentado no vaso, depois da primeira evacuação, você pode massagear o abdômen enquanto aguarda a saída de mais fezes; isso ajuda a eliminar qualquer "bolo" que ainda esteja no cólon ascendente. Basta massagear em sentido horário a região da válvula ileocecal, no lado direito, perto do osso da bacia. Comece pela extremidade inferior do canto direito, subindo até a caixa torácica (Ilustração 7-3).

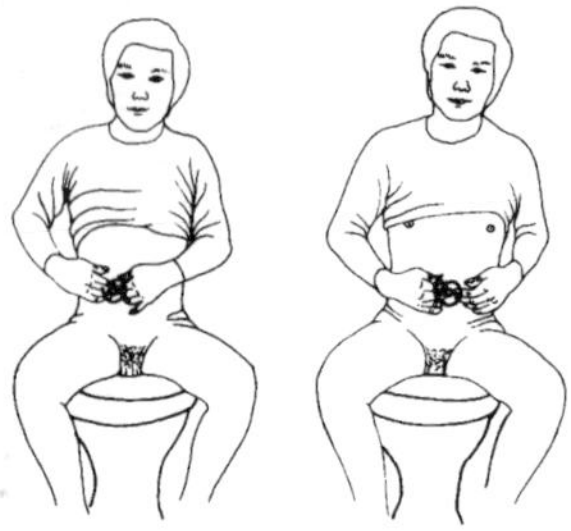

Ilustração 7-3
Massageie o abdômen durante a evacuação.

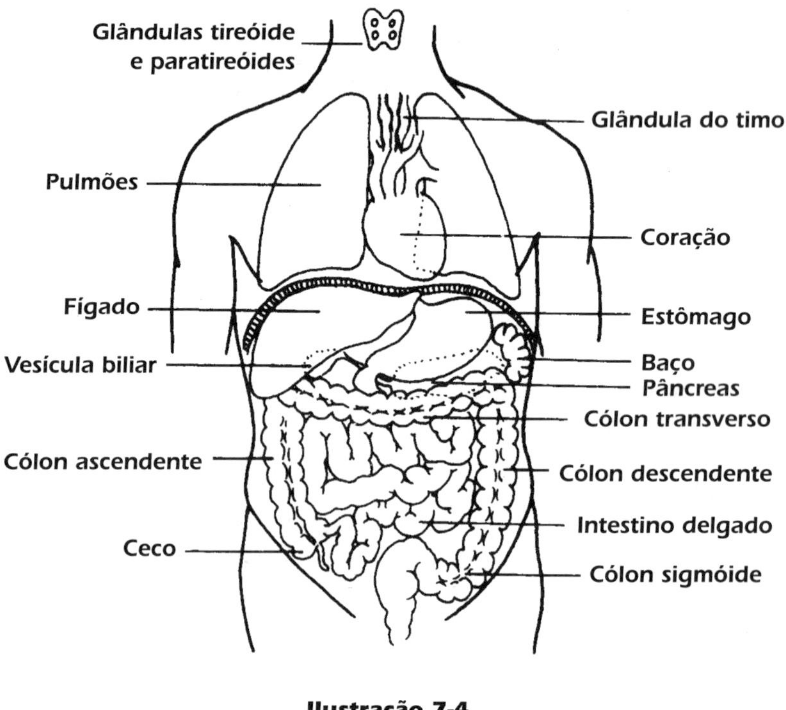

Ilustração 7-4
Massageie o cólon sigmóide.

Massageie o cólon sigmóide no lado esquerdo da pélvis. Massagear essa região pode ajudá-lo a eliminar mais "bolos" estagnados (Ilustração 7-4).

No Tao dizemos que, quando você defeca, é preciso primeiro urinar para realmente limpar os intestinos. No final, urine mais uma vez, e então sim você vai se sentir limpo.

8

Prática Diária

Prevenir é a melhor estratégia. A meta do princípio do Tao é caminhar até o fim da vida sem doenças. Notamos hoje que ir para o hospital, para o manicômio e consultar médicos e psicólogos são coisas comuns. Os gastos com saúde consomem a maior parte do nosso orçamento. O incomum, que pode virar uma grande notícia, é ver um idoso saudável e forte, que consegue caminhar e fazer o que quer, sem precisar tomar comprimidos nem recorrer a planos de saúde. Todos nós podemos ser idosos saudáveis, desde que saibamos nos cuidar.

Os resultados da prática do Tao vêm sendo comprovados há muitos milhares de anos. Os mestres taoístas usavam essa prática para manter um nível elevado de energia. Quando você transforma as emoções negativas em positivas, consegue se curar. Se você quer superar estados negativos, precisa determinar-se a reservar algum tempo para fazer dessa prática uma parte da sua vida. Invista na sua saúde. Cultive o hábito de praticar todo dia, como uma necessidade da vida, como escovar os dentes e alimentar-se. Não se preocupe com os resultados: simplesmente continue praticando aquilo que você julga bom para si mesmo. Um dia verá acontecer o milagre. Raramente pegará um resfriado, e dificilmente se lembrará do nome do seu médico. A sua caixa de remédios ficará vazia. Você será mais saudável do que nunca. Poderá realizar mais, com menos instabilidade emocional.

I. Aqueça-se pela Manhã

Diz a tradição taoísta que você deve primeiro abrir o coração, antes dos olhos (Ilustração 8-1). Quando acordar, não pule da cama

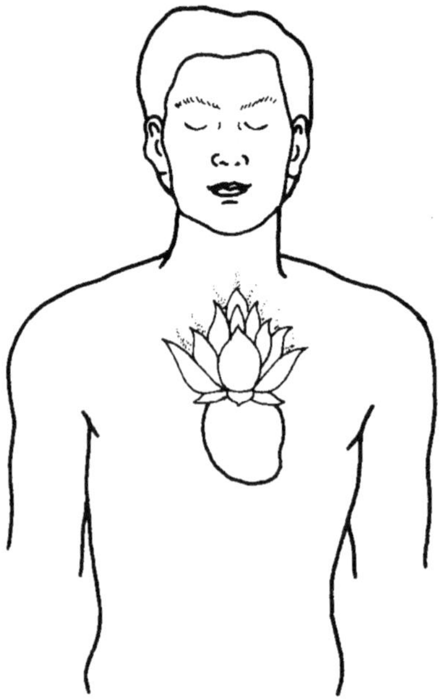

Ilustração 8-1
Antes de abrir os olhos, abra o coração.

nem abra os olhos. Na escola taoísta, acreditamos que todos os órgãos têm almas e espíritos. Quando estamos dormindo, as almas e os espíritos também descansam. Eles precisam de algum tempo para despertar, e se você se apressa demais, pode prejudicá-los. Costumamos dizer que, se você se apressa demais, debilita a energia dos órgãos. Mas se fizer um bom aquecimento matinal, todo o dia transcorrerá sem problemas.

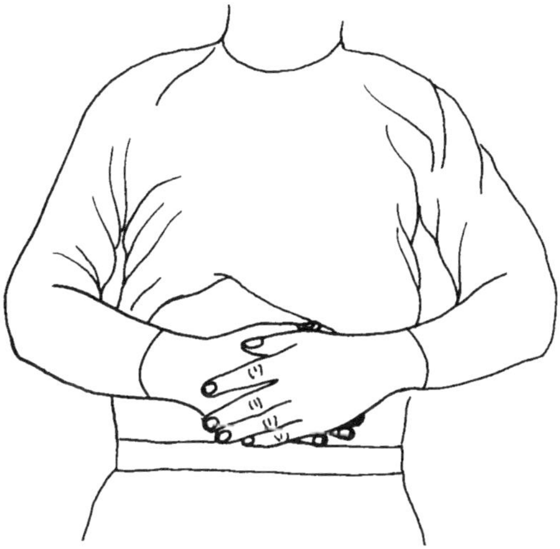

Ilustração 8-2
Pouse a mão sobre a região do umbigo.

II. Verifique o Seu Nível Energético Diariamente

Não abra os olhos. Pouse a mão sobre a região do umbigo (Ilustração 8-2). Os homens devem colocar a mão direita sobre o umbigo, com a esquerda por cima. As mulheres devem colocar a mão esquerda sobre o umbigo, com a direita por cima. Concentre-se no umbigo até senti-lo aquecer-se.

III. Comece pelo Sorriso Interior (Ilustração 8-3)

Se puder, pratique o Sorriso Interior; sinta o fluxo dele; e faça o sorriso descer do rosto ao pescoço, ao coração, aos pulmões, ao fígado, aos rins, ao pâncreas, ao baço e aos órgãos sexuais.

Sorria para a Segunda Linha, o aparelho digestivo, e para a Terceira Linha, o sistema nervoso e a medula espinhal. Sorria para eles e veja se o sorriso consegue penetrar. Continue sorrindo até a dor e a tensão sumirem.

Se um dia for difícil fazer fluir a energia do sorriso, isso significa que os seus níveis energéticos — físico, emocional e intelectual — estão vibrando com baixa intensidade. Tenha muito cuidado nesse dia, pois você estará num período de baixa no biorritmo e no mapa astrológico, o que aumenta a probabilidade de você se meter em apuros ou sofrer acidentes. Praticando corretamente o Sorriso Interior e a Órbita Microcósmica, você pode acabar superando o biorritmo e o mapa astrológico. Pratique por um tempo um pouco mais longo, até sentir que a energia do sorriso está aumentando e fluindo mais rápido para os órgãos. Isso indica que o seu nível energético está subindo, e que portanto as emoções podem ser controladas. Infortúnios e acidentes podem ser superados ou evitados.

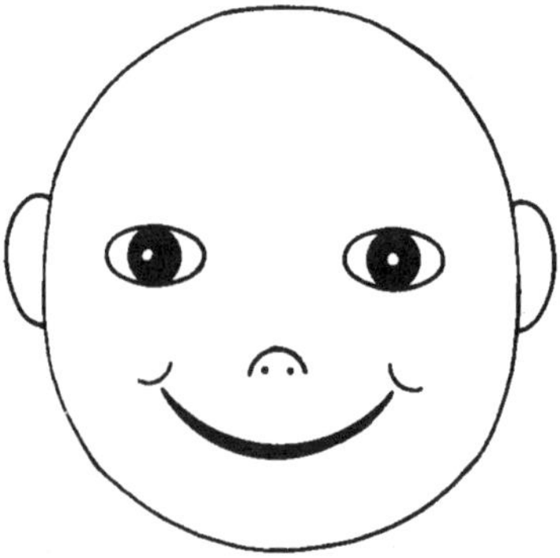

Ilustração 8-3
Comece o dia com o Sorriso Interior.

IV. Elimine Diariamente a Energia Bloqueada

Se, ao sorrir para os órgãos, você sentir obstruções e bloqueios em determinados locais, demore-se um pouco mais nesses locais. Concentre a atenção sorrindo para o ponto em que está o bloqueio, até vê-lo dissolver-se. A doença sempre começa como um bloqueio do fluxo energético para um órgão, uma glândula ou um canal importante. Quando a energia encontra um bloqueio num órgão ou numa glândula importante, esse órgão ou glândula começa a receber menos energia, menos sangue e nutrientes. Com o passar do tempo, o órgão ou a glândula começa a funcionar com menos eficiência, ou simplesmente pára. Equipamento nenhum pode examiná-lo com tanta precisão quanto o seu próprio fluxo de Chi. Quando os médicos detectam uma doença, a essa altura o órgão talvez já esteja funcionando com apenas 10% de eficiência. Fazendo um exame completo diariamente, por meio da Órbita Microcósmica, você pode corrigir, conservar e fortalecer-se todo dia, sem perder muito tempo.

V. Elimine as Toxinas de Ontem

Para conservar a saúde, o mais importante é eliminar diariamente a tensão, a preocupação e as toxinas, para que elas não se acumulem no organismo (Ilustração 8-4). Muitas pessoas consideram o hábito de acordar cedo a coisa mais difícil do mundo. Sentem-se fracas, indolentes e de mau humor, com dores por todo o corpo.

Isso é o resultado da acumulação de um excesso de toxinas no organismo. A massagem abdominal é a melhor maneira de eliminar as toxinas. Ela pode ajudar a dissolver os bloqueios e a pulverizar os sedimentos diariamente. No início, algumas pessoas podem sentir ânsia de vômito ao tocarem um ponto doloroso. Isso porque as toxinas estão começando a ser eliminadas, e o órgão está voltando a funcionar perfeitamente.

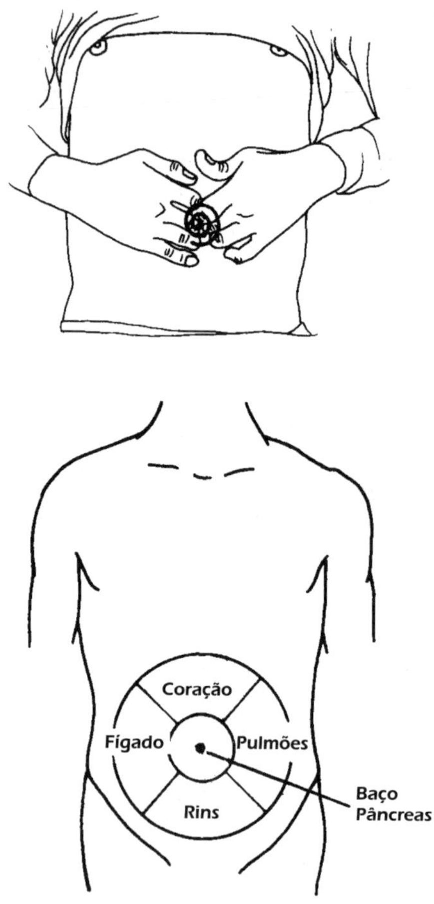

Ilustração 8-4

Para conservar a boa saúde, o mais importante é eliminar diariamente a tensão, a preocupação e as toxinas.

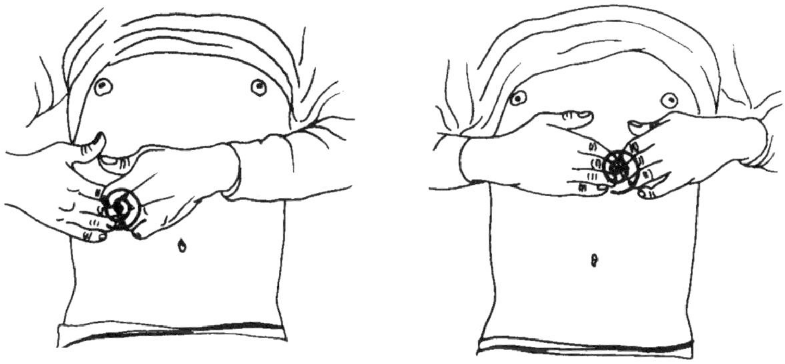

Ilustração 8-5
Massageie a região em torno do umbigo; fique atento a nós ou calombos; massageie para eliminar as toxinas.

As pessoas que sofreram cirurgias no estômago ou nos intestinos precisam ter muito cuidado na massagem abdominal. Caso sinta dor no local da cirurgia, talvez seja preciso alisá-lo com a palma da mão.

Se, ao massagear a região em torno do umbigo, você sentir nós ou calombos se movendo (Ilustração 8-5), a causa podem ser fezes endurecidas e retidas na parede do cólon. Massageando e movendo as toxinas, elas irão se deslocar até o reto. As pessoas de nível energético mais baixo, que não exercitam o abdômen, não têm força suficiente para empurrar as fezes até o cólon ascendente e fazê-las descer ao reto.

A constipação é a primeira coisa que bloqueia o fluxo de energia, provocando dor nas costas, dor de cabeça, dor no estômago e câncer do cólon.

Algumas pessoas talvez não tenham tempo suficiente para fazer isso pela manhã, mas procure fazer sempre que puder, massageando as regiões restantes quando você for ao banheiro evacuar. Além disso, faça um pouco de massagem abdominal antes de dormir.

VI. Aumente a Circulação nos Membros Inferiores

Quando estamos dormindo, a circulação fica mais lenta, especialmente nas pernas, que estão mais distantes do coração, e portanto as toxinas começam a se acumular nas pernas e nos pés. A massagem nessas regiões pode ajudar a eliminar a tensão, a preocupação e as toxinas que se acumularam no dia anterior.

Como sabemos, os pés são os controles remotos dos órgãos e das glândulas. Massageando os pés, podemos estimular os órgãos e as glândulas. Os dedos dos pés são o fim e o início dos dois meridianos. O canto externo dos dedos é o meridiano do fígado, o principal órgão desintoxicante. Quando ativado, esse meridiano ajuda a eliminar as toxinas que se acumulam nos membros e na parte de trás dos joelhos.

O canto interno é o meridiano do baço, que pode beneficiar o sistema imunológico e ajudar na digestão.

Prática: deitado na cama, esfregue o dedão contra o segundo dedo do pé, para frente e para trás, de vinte a trinta vezes; sinta aumentar o Chi e a circulação (Ilustração 8-6). Faça o mesmo nos dois pés. Esse exercício pode ajudar a evitar o enrijecimento das veias e artérias.

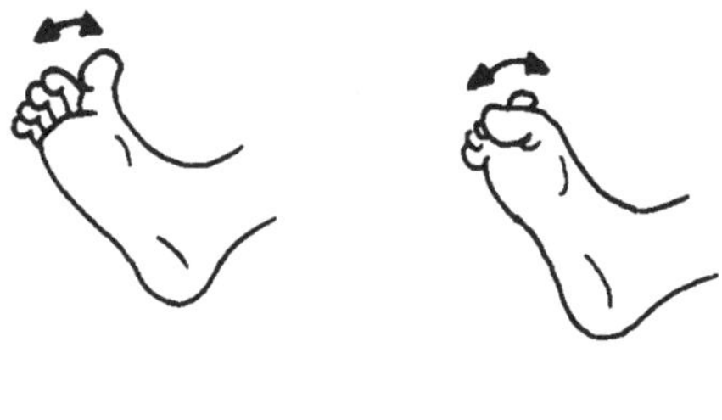

Ilustração 8-6
Esfregue o dedão contra o segundo dedo do pé, para a frente e para trás.

VII. Ative a Circulação Venosa (Ilustração 8-7)

As veias são as rotas de volta do sangue ao coração. A região onde o sangue se coagula mais comumente são as veias dos pés. Isso pode ser provocado pelo uso de salto alto, sapatos apertados ou calçados inadequados. O resultado é o enrijecimento das veias e a lentidão da circulação em todo o pé.

Prática:

1. Homens: comece pelo pé direito, esticando-o na direção do estômago e fazendo força no calcanhar. Segure um pouco e relaxe. Depois faça o mesmo com o pé esquerdo.
2. Mulheres: comece pelo pé esquerdo, depois passe ao direito.

Se, fazendo esse exercício, você sentir cãibras, puxe os dedos dos pés virando-os para cima, ou então puxe os dedos para baixo até o pé se recuperar da cãibra.

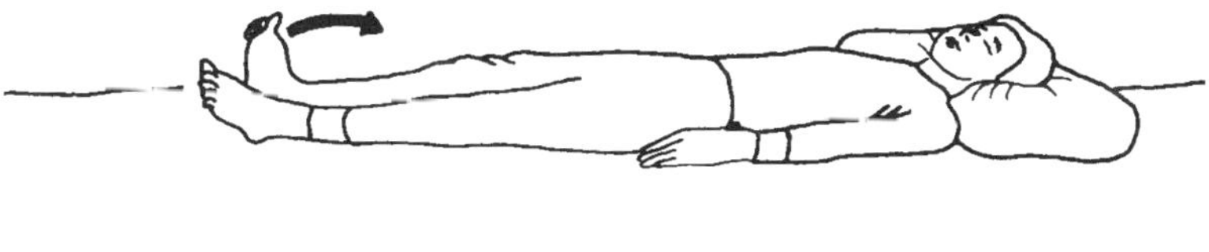

Ilustração 8-7
Ative a circulação das veias.

VIII. Alongue os Tendões

Quando estamos dormindo, os tendões permanecem em estado de repouso, não alongados. Ao levantar da cama, nosso corpo ainda está rígido e duro, dificultando a locomoção ou a flexão. Existem milhares de variantes de alongamentos; podemos passar horas fazendo esse tipo de exercício. Mas basta fazer alguns corretamente para alongar todos os tendões, poupando tempo e evitando o medo de fazê-los por não ter tempo bastante.

Os pés, as mãos e os dedos são as extremidades do corpo onde se unem todos os tendões e ligamentos. Quando nos sentimos enrijecidos, o enrijecimento começa nas extremidades. Outra região crítica é a coluna vertebral, que pode enrijecer nas suas junções de muitos tendões e ligamentos.

A extremidade (e, portanto, a principal ligação) de todos os tendões é a língua.

Prática

1. Deitado de costas, dobre as costas como um arco e alongue as mãos e os dedos, flexionando os pés e os dedos dos pés. Estique e alongue os dedos dos pés e das mãos o máximo que puder, fazendo ao mesmo tempo a respiração do fole: expire e encolha o estômago até ficar chato e tocar a coluna; inspire até o estômago ficar estufado (Ilustração 8-8). Gradativamente aumente o ritmo, fazendo cerca de dez a quinze repetições. No final expire, retirando todo o ar do pulmão, e estique a língua para fora em direção ao queixo, o mais que puder (Ilustração 8-9). Olhe para a ponta do nariz. Você pode repetir esse exercício duas ou três vezes. O período de descanso é muito importante. Relaxe totalmente os músculos e sinta o fluxo do Chi por todo o corpo.

2. Incline-se para baixo; segure os dedões dos dois pés com os polegares e os indicadores. Isso irá energizar os meridianos do fígado e do baço. Segure os dedões e sinta a energia dos polegares passando ao meridiano dos pulmões, e a energia dos indicadores passando ao intestino grosso, que está ligado aos meridianos do fígado e do baço (Ilustrações 8-10 e 8-11). Faça a respiração do fole; comece lenta e gradativamente a aumentar o ritmo, até sentir tensão nos tendões e na coluna espinhal; solte. Depois de terminar, você pode

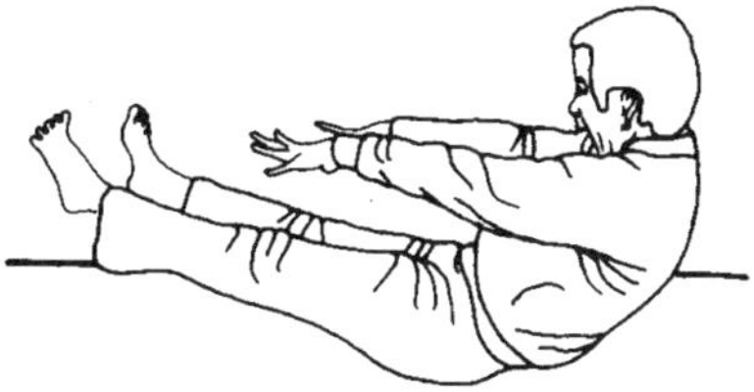

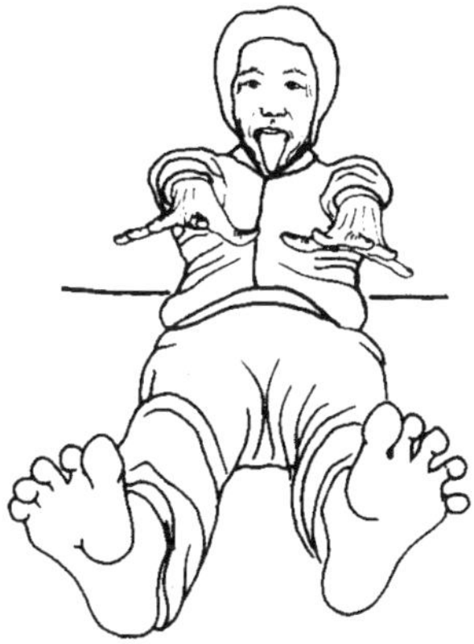

Ilustração 8-8
Alongue todo o corpo.

sacudir os pés, dando-lhes alguns tapinhas para relaxá-los. Caso não consiga tocar os pés, você pode segurar a parte de trás dos joelhos, as panturrilhas e os tornozelos. Isso irá beneficiar e ativar os meridianos da bexiga, dos pulmões e do intestino grosso.

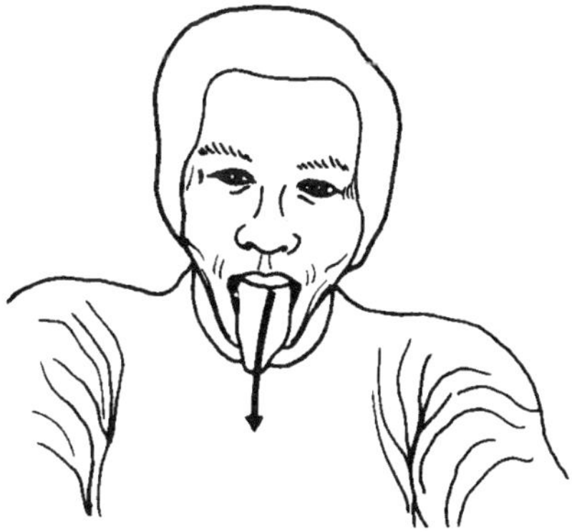

Ilustração 8-9
Estique a língua.

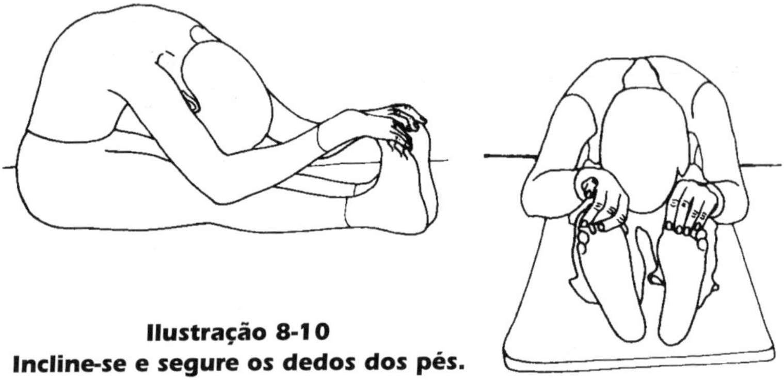

Ilustração 8-10
Incline-se e segure os dedos dos pés.

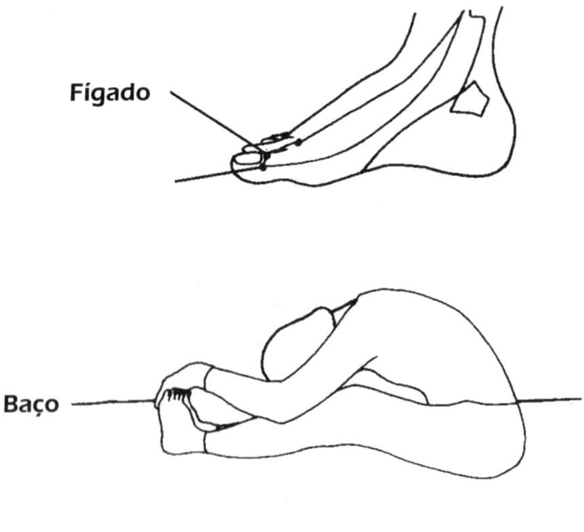

Ilustração 8-11
Exercício de alongamento dos tendões

Quando já estiver mais treinado no alongamento, você pode passar para os tornozelos, pelos quais passam os meridianos da bexiga, do estômago, do fígado e do baço. Segure os tornozelos e sinta o calor das mãos se transmitindo aos meridianos.

Quando puder alongar mais, passe a tocar os dedos dos pés e o ponto R-1, o meridiano dos rins.

IX. Alongue os Tendões do Pescoço e da Coluna

Faça o mesmo para alongar o pescoço e a coluna: incline-se e toque os pés, mas em vez de encostar a cabeça nos joelhos, olhe para o teto e sinta o alongamento de toda a coluna (Ilustração 8-13).

Levante-se lentamente. Quando estiver pronto para erguer-se, vire o corpo lentamente para o lado esquerdo e sente-se com as costas retas; depois, devagar, ponha-se de pé e ande.

X. Limpe os Nove Orifícios

Temos muitos orifícios no corpo. Dizem os taoístas que temos duas portas e sete janelas, que são as aberturas que nos permitem entrar em contato com o mundo exterior. Esses orifícios podem deixar entrar vários tipos de impurezas, ou então bloquear a passagem delas.

A. A porta da frente — o orifício sexual

O órgão sexual é considerado como a porta da frente, que é a porta da energia criativa, da energia vital. Sabendo como controlá-la e vedá-la hermeticamente, a energia vital durará mais.

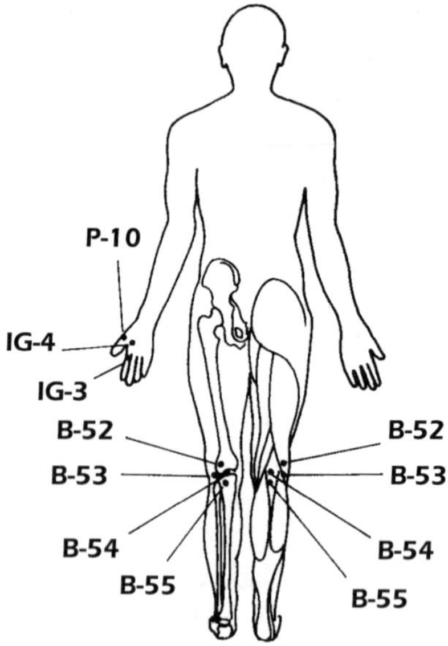

Ilustração 8-12
Diagrama dos meridianos da perna.

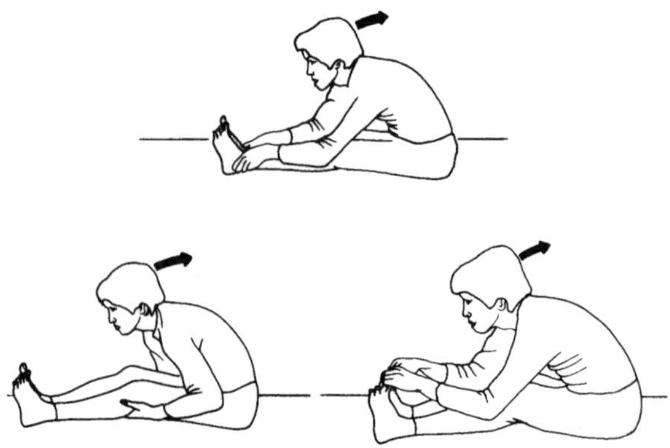

Ilustração 8-13
Alongue os tendões do pescoço e da coluna.

B. A porta de trás — o orifício dos nutrientes

O ânus é tido como a porta de trás, que controla a nutrição. Muitas pessoas não sabem o que devem comer; como conseqüência, o organismo não consegue absorver o alimento. Acabam lançando a maior parte dos nutrientes no vaso sanitário. O objeto mais caro da sua casa pode acabar sendo um "vaso de ouro".

C. As sete janelas

Os dois olhos, os dois ouvidos, as duas narinas e a boca são as sete janelas. As janelas são importantes para receber e transmitir informações. Se uma janela está suja e debilitada, acaba não recebendo bem as informações, nem retendo a força vital no organismo.

Consideramos essas janelas como as aberturas dos órgãos.

Os olhos são a abertura do fígado.

Os ouvidos são a abertura dos rins.

O nariz é a abertura dos pulmões.

A boca é a abertura do baço.

A língua é a abertura do coração.

Os exercícios matinais do Rejuvenescimento Taoísta são bastante importantes. Se tiver tempo, pratique mais. Use o banheiro se puder, ou arrume um cômodo para praticar.

D. Limpeza habitual do intestino grosso

É muito importante evacuar diariamente para reduzir o acúmulo de fezes no organismo.

Depois de terminar a evacuação, use água para limpar o ânus. Se isso for inconveniente, use papel higiênico umedecido. Massageie o cóccix e a região em torno do ânus. Essa região tem muitas artérias e veias, que facilmente se entopem, podendo provocar hemorróidas. Massageie toda a região de cinqüenta a cem vezes. Isso contribui bastante para a prevenção ou a cura das hemorróidas, ajudando ao mesmo tempo a dissolver qualquer acúmulo na região inferior.

Saber evacuar é tão importante quanto saber comer.

XI. Limpe Todas as Partes do Rosto

A. Os olhos

Se tiver tempo, pratique o Rejuvenescimento Taoísta. De todos os exercícios para os órgãos dos sentidos, os dos olhos são os meus favoritos.

A manutenção diária é a melhor prevenção. Muitas vezes não damos muita atenção às coisas que estão perto de nós, como a água e o ar, ou nosso rosto e olhos.

Muitas pessoas lavam o rosto, mas raramente lavam os olhos. Depois de trabalhar fora o dia inteiro, minúsculas partículas de poeira e todos os tipos de fibra entram nos olhos, entupindo os canais lacrimais. Não se esqueça de massagear esses canais.

Lave os olhos com água fria, limpa ou fervida. Use uma vasilha na qual você possa mergulhar o rosto. Abra os olhos e gire-os. Retire todas as partículas de sujeira (Ilustração 8-14). Isso também ajuda a conservá-lo mais desperto.

B. O nariz

É pelo nariz que entra a energia vital do ar. Um nariz forte e saudável é a chave da vitalidade.

Logo após lavar os olhos, encha outra vasilha de água. É importante usar água limpa, de preferência água fria fervida.

Mergulhe o nariz e o rosto na água, aspire um pouco de água pelas narinas, expirando em seguida. No início você talvez inale muito fundo, o que o fará tossir. Quando já tiver prática, a água vai entrar pelo nariz e sair pela boca.

Caso tenha dificuldade para controlar as duas narinas ao mesmo tempo, você pode usar um dos dedos para fechar a narina direita enquanto limpa a esquerda; depois feche a esquerda e limpe a narina direita.

No princípio, talvez você sinta dor ou uma sensação desagradável, pois o nariz é como uma chaminé — se você nunca limpar a fuligem, ela acaba se depositando.

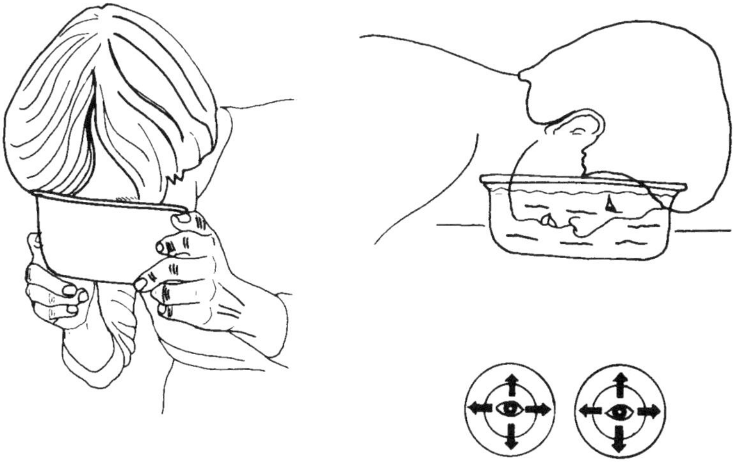

Ilustração 8-14
Lave os olhos, o nariz e o rosto.

C. Os dentes

Massagear os dentes e as gengivas com sal grosso é muito útil (Ilustração 8-15). Com o dedo, pegue uma pitada de sal e esfregue nos dentes e nas gengivas. Não se esqueça de limpar o dedo e verificar se a unha não está muito comprida. Massageie os lados interno e externo das gengivas. Gengivas debilitadas são a causa de muitos casos de deterioração dentária. Se tiver tempo, faça os exercícios para os dentes e as gengivas.

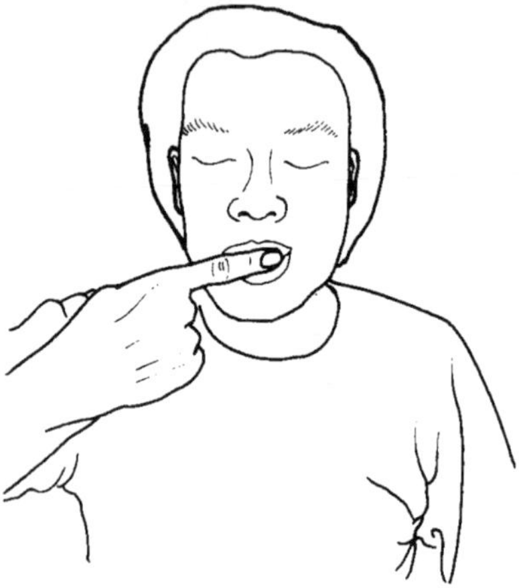

Ilustração 8-15
Massageie os dentes e as gengivas com sal grosso.

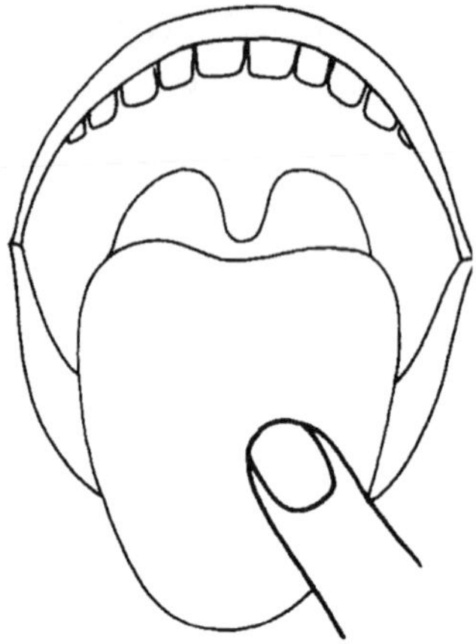

Ilustração 8-16
Massageie a língua com um dedo limpo ou um abaixa-língua.

Massagear a língua é também muito importante (Ilustração 8-16). Queira consultar a seção que trata do exercício da língua (capítulo 4).

D. Os ouvidos

Limpar e exercitar os ouvidos o fará mais alerta, evitando a perda da audição.

Use uma toalha limpa e úmida; massageie os ouvidos, tanto o pavilhão da orelha quanto o canal do ouvido. Consulte os exercícios para os ouvidos (capítulo 4).

E. O pescoço

Use uma toalha limpa e úmida para esfregar o pescoço, até sentir o calor e o fluxo do Chi na região. O pescoço pode revelar a sua idade; um pescoço enrugado pode fazê-lo parecer velho.

F. Massageie a cabeça e penteie o cabelo

Reserve algum tempo para massagear a cabeça e pentear o couro cabeludo cuidadosamente. Pode ser um momento bem agradável.

XII. Massageie os Pés

Usando uma toalha, esfregue e massageie os pés. Esfregue até sentir os pés aquecidos e o fluxo de Chi.

XIII. Olhe-se no Espelho

Sabemos que precisamos usar o espelho na hora de pentear o cabelo. As mulheres usam espelhos mais freqüentemente, para maquiar-se.

No taoísmo, usamos o espelho para examinar nosso caráter e nossa personalidade, e para ver futuro. Podemos ver o que vai nos acontecer no dia e como estamos no momento. Prever o futuro não é fácil; leva tempo aprender. Podemos ver se estamos felizes, física e emocionalmente, o que está errado com os nossos órgãos e com os nossos sentidos. O rosto e os órgãos dos sentidos revelam o que há dentro de nós.

Se você se achar velho, talvez isso o estimule a fazer algo por si mesmo.

Olhe o seu rosto no espelho. Por acaso parece arrogante, zangado, triste, deprimido ou assustado? Procure mudar a expressão, exibindo um rosto feliz, alegre, sorridente. Observe os cantos da boca. Se estiverem caídos, massageie-os para erguê-los. Faça a massagem facial, primeiramente aquecendo as mãos.

XIV. Purifique-se com Água Pura

Beber água de manhã, uma ou duas horas antes do café da manhã, é a melhor maneira de purificar o organismo e prevenir doenças. A água pode ajudá-lo a limpar a sujeira e as toxinas que se acumulam no aparelho digestivo. A manhã é o melhor período para purificar-se.

Beba água pura. Em alguns locais, talvez seja necessário fervê-la. Beba de dois a quatro copos. No início talvez seja difícil beber muita água. Depois de beber, você precisa se movimentar — caminhar, correr ou pular. Depois disso, você tem de fazer a massagem abdominal para movimentar a água, fazendo-a lavar e eliminar as toxinas e o muco, que podem ser expelidos como fezes e urina.

Não beba depois das refeições ou antes de dormir. Se beber água à noite, ela o fará levantar-se.

XV. Aproveite o Tempo

A. Arrume tempo para praticar

Uma vez aprendida a série básica, a prática deve tomar-lhe dez minutos somente. Caso esteja apressado, faça pelo menos alguns exercícios, especialmente pentear o couro cabeludo, fazer os olhos lacrimejar, massagear o rosto e o pescoço, dar pancadinhas no timo e nos rins, dar tapinhas na parte de trás dos joelhos e massagear os pés.

Você vai descobrir que pode arrumar muito tempo livre durante o dia para praticar o Rejuvenescimento Taoísta. Você pode fazer massagens nas mãos e nos dedos quando tiver algum tempo livre — quando, por exemplo, estiver de pé numa fila, aguardando alguém, sentado no carro, dirigindo ou lendo uma revista ou um jornal. Você vai ver que esses exercícios taoístas vão ajudar bastante a melhorar a sua saúde.

B. Sonolência ao volante

Caso tenha sono enquanto estiver dirigindo, use o exercício das pancadinhas nos dentes, que é bastante eficaz para espantar o sono. Veja aqui outras coisas que você pode fazer para manter-se mais desperto ao volante: erguer os ombros para endireitar o pescoço, contrair o ânus para cima para vitalizar os rins e apertar o dedo mindinho em torno do volante para aumentar a circulação. Esses exercícios certamente evitarão que você adormeça quando tiver de dirigir por longos períodos.

C. Profissionais que trabalham sentados ou com computador

Para pessoas que trabalham sentadas diante de uma mesa, ou com computadores, é muito importante exercitar os olhos, o pescoço e os rins. Esperamos que as empresas um dia adotem um método que permita que todos os empregados tenham dez minutos para praticar o Sorriso Interior e o Rejuvenescimento Taoísta. Elas verão aumentar a eficiência no trabalho.

Se você fica sentado olhando uma tela de vídeo durante muito tempo, seus olhos se cansam; portanto, a cada uma ou duas horas feche os olhos e massageie os globos oculares, girando-os até sentir-se bem.

Se você fica sentado por muito tempo, dê pancadinhas nas regiões dos rins e do sacro. É um excelente exercício.

D. Ver televisão

Muitas pessoas passam tempo demais vendo televisão. Você pode usar esse tempo para fazer também a massagem Chi. Massageie as mãos e os pés.

E. Botas

Hoje as pessoas costumam usar botas com mais freqüência, o que dificulta a respiração dos pés. Como as botas não permitem a circulação de ar fresco, arrume um tempo para tirá-las e massagear os pés.

F. Exercícios da noite

À noite, antes de dormir, arrume tempo para mergulhar os pés em água quente durante cinco a dez minutos, esfregando-os depois para secá-los. Massageie-os bastante, e faça os Seis Sons de Cura. Faça cada um deles três vezes, segundo a seqüência dos Seis Sons de Cura descrita em *Métodos Taoístas para Transformar Stress em Vitalidade.*

XVI. Exercícios Durante o Trajeto Entre Nossa Casa e Local de Trabalho

Hoje passamos cada vez mais tempo dentro de meios de transporte — carros, ônibus, aviões, metrôs, trens, etc. —, além de um bom tempo esperando o transporte. Você pode usar esse tempo para fazer exercícios e se revigorar.

A. Caso esteja dirigindo, tenha muito cuidado; use o seu discernimento. Não faça nenhum exercício que perturbe a visão ou sua atenção à estrada.

B. O pescoço geralmente é a região mais tensa e pode provocar tensão nervosa. Sempre que sentir rigidez no local, procure fazer os exercícios onde quer que esteja — dirigindo o carro, no ônibus ou em outro meio de transporte, ou em qualquer lugar. Inspire, erga os ombros na direção do pescoço, pressionando as laterais do pescoço, e depois procure unir as escápulas nas costas; retese a coluna e os músculos escapulares por alguns segundos, depois expire e relaxe os ombros.

C. Com as mãos segurando o assento, force a coluna para dentro, na direção do estômago e imite uma "tigela", com o queixo tocando o peito, a pélvis e o sacro para dentro. Retese os músculos das costas por alguns segundos, especialmente os músculos que circundam os rins; solte. Você vai sentir uma energia revigorante e gostosa subindo até a cabeça e descendo depois pela frente. Sempre mantenha a coluna solta e relaxada. Deixe que o Chi flua sem obstáculos.

D. Sentar sobre as duas mãos, com as palmas para cima, é um exercício que lhe proporciona uma revitalização geral de todo o corpo. Sinta o Chi das palmas das mãos e dos dedos subindo pelas nádegas até a base da coluna. Sentindo o fluxo do Chi, você ficará revigorado em pouco tempo.

E. Segurar os dedos ajuda a eliminar emoções negativas como a preocupação, o medo, a raiva, etc. Queira ver a seção dedicada a massagens nos dedos.

F. Limpar os dentes e dar leves pancadinhas neles é uma técnica extremamente eficaz para clarear a mente. Quando se sentir entorpecido, sonolento, sem conseguir pensar direito, procure limpar os dentes. Consulte a seção que trata dos dentes.

G. A contração das diferentes partes do ânus estimula os órgãos. Quando estiver cansado ou fatigado, contraia os lados esquerdo e direito do ânus e faça o Chi envolver os rins. Você estará ajudando a melhorar o rendimento dos rins na filtragem das toxinas, intensificando a energia vital.

Contraia o lado direito do ânus para estimular o fígado. Isso lhe dá vitalidade e o ajuda a tomar decisões mais facilmente.

Contraia os dois lados do ânus e faça o Chi envolver os pulmões.

XVII. Posição de Dormir

A. Caso esteja com prisão de ventre, faça um pouco de massagem abdominal antes de dormir.

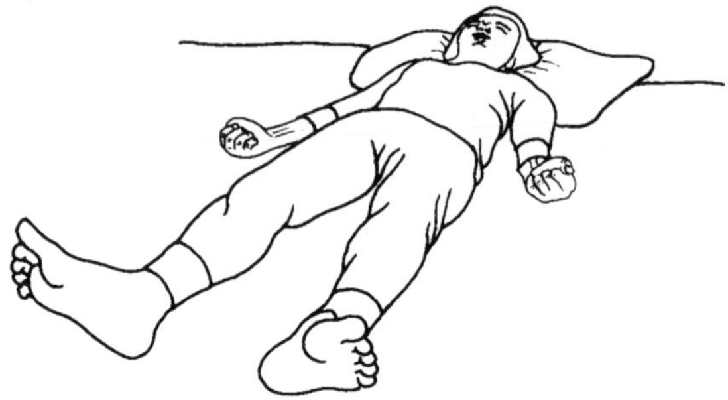

B. Se você gosta de se deitar de costas, deite-se com pernas e braços esticados, e aperte levemente o polegar com os dedos.

C. Se você dorme de lado, procure dormir sobre o lado direito, com a coluna reta, a perna esquerda dobrada e a direita reta, a palma da mão direita no rosto, sem cobrir a orelha, e a mão esquerda sobre o umbigo.

D. Você também pode se deitar de lado com a coluna reta, as duas pernas dobradas e as duas mãos entre as pernas.

E. Não use roupas justas. Escolha um bom travesseiro. Hoje existem muitos bons travesseiros que sustentam o pescoço, e não apenas a cabeça, sem deixar o pescoço suspenso.

F. Flores no quarto podem fazê-lo dormir bem, mas não use flores muito cheirosas, pois podem induzir uma noite repleta de sonhos.

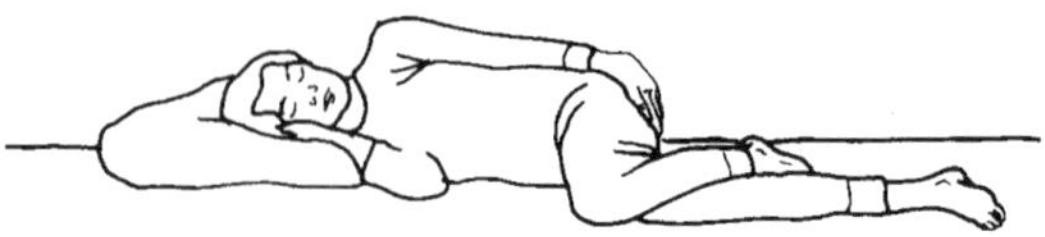

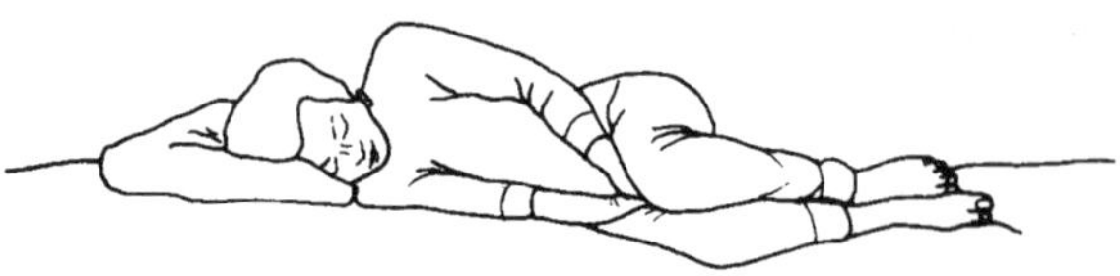

XVIII. "Ah, Não! Não Quero Outra Obrigação!"

A base de qualquer programa de auto-aperfeiçoamento é a prática contínua. É claro que a prática regular, de preferência diária, dos exercícios deste livro exige certa dose de disciplina. Porém, um princípio básico do taoísmo é a flexibilidade, ajustando-se às circunstâncias naturais. Assim, seja flexível no seu programa de exercícios; adapte-o aos seus horários. Faça o máximo que o tempo lhe permitir. Caso só tenha tempo para os Sons do Pulmão e dos Rins, não deixe de fazê-los (mas não antes de dormir — são energizantes quando executados isoladamente). Caso só tenha dois minutos para o Sorriso Interior, faça descer uma rápida "cascata de energia sorridente" por todas as linhas. Mais importante: procure integrar as práticas à sua rotina diária, sorrindo sempre que lembrar e fazendo os Sons de Cura para relaxar, tratar um sintoma específico ou antes de dormir. Use os exercícios dos olhos depois de ler, de escrever ou de outro trabalho que exija muito dos olhos. Livre-se da dor de cabeça fazendo o exercício da coroa, a massagem nas têmporas e os beliscões na ponta do nariz.

Esses exercícios são instrumentos prodigiosos para o relaxamento e o bem-estar, e não outra tarefa pesada que vá deixá-lo ressentido ou culpado. Brinque com eles e use a criatividade para assimilá-los ao seu estilo de vida. Faça deles uma parte de você. Sinta, aja e revele-se uma pessoa mais feliz, calma, cheia de vida e atraente.

Para maiores informações sobre os centros de cura Tao (Healing Tao Centers), os cursos que eles promovem e outras fontes, por favor entre em contato com:

INTERNATIONAL HEALING TAO, TAO GARDEN TRAINING CENTER
274 Moo 7, Luang Nua, Doi Saket, Chiang Mai, 50220, THAILAND
Fone: (66)(53)495-596
Fax: (66)(53) 495-852
Fax (dos Estados Unidos) (1)(212)504-8116
(serviço localizado na cidade de Nova York)
Fax (da Europa) (31)(20) 524-1374
(serviço localizado em Amsterdã)
E-mail: healing@loxinfo.co.th
Web site: www.healing-tao.com

ASSOCIAÇÕES DE INSTRUTORES DA CURA TAO

HEALING TAO INSTRUCTORS ASSOCIATION (HTIA)
FDR Station P. O. Box 6314
New York, New York 10150-6314 U.S.A
Fone: (1)(718) 933-3109
Fax: (1)(718) 965-9447

EUROPEAN INSTRUCTORS ASSOCIATION (EIA)
C/o Zentrum Waldegg
3823 Wengen, SWITZERLAND
Fone: (41)(33) 855-4422
Fax: (41)(33) 855-5068

HEALING TAO EUROPE
Martin Hug e Andrea Fuchs
Postfach 21, 9014 St. Gallen,
SWITZERLAND Fax: (41)(71) 278-7177

Para solicitar os produtos dos centros de cura Tao (livros em inglês, vídeos e pôsteres), por favor entre em contato com:

HEALING TAO ON-LINE:
www.healing-tao.com

NORTH AMERICAN FULLFILMENT
PENNY FULLFILMENT & DISTRIBUTION
P. O. Box 578 Jim Thorpe, PA 18229, U.S.A.
Fone: (1) (800) 497-1017;
fora dos Estados Unidos, (1)(717) 325-9380
Fax: (1) (717) 325-9357

EUROPEAN FULLFILMENT
(Só para pedido de livros em inglês)
AIR LIFT BOOKS CO
8 The Arena, Mollison Ave.
Enfield, Middlesex EN3 7NJ ENGLAND
Fone: (44)(181) 804-0400
Fax: (44)(181) 804-0044

Outros pedidos na Europa devem ser tratados com as editoras dos respectivos países ou com o Tao Garden da Tailândia

ASIAN/AUSTRALIAN FULLFILMENT
(Apenas pedidos de bancas de jornal, livrarias e distribuidores)
DELAPRATASA PUBLISHING
Wisma jenna, JI. Matraman Raya 56
Jakarta 13150, INDONESIA
Fone: (62)(21)851-2510; 851-2512
Fax: (62)(21) 851-2511
E-mail: ceo@centrin.net.id

(Pedidos particulares ou outros pedidos na Ásia e na Austrália devem ser tratados com a Tao Garden, na Tailândia).